EVERYDAY CRYSTAL HEALING

日常
水晶療癒

大氣層水晶・閻班　／　馮澤軒・著

32款水晶礦石平衡處方 ✕ 守護魔法陣
帶你安定身心，與自我共處

contents 目錄

作者序　　6

Chapter 1　關於水晶的基本認識

水晶礦石的背景　　10　　・晶系　12　　・脈輪　17

挑選礦石的注意事項　　20　　・選擇礦石的小訣竅　22

水晶療癒前，一定要知道的事
・基礎淨化方式　　25
・環境整理與個人準備　　30

Chapter 2 進行水晶療癒的基本礦石

頁碼	分類	礦石
36	白色、無色系礦石	・白水晶　・閃靈水晶 ・石膏　・魚眼石
44	黑色系礦石	・煙晶　・黑碧璽 ・黑曜岩
50	紫色系礦石	・紫水晶　・紫鋰輝
54	紅色系礦石	・粉晶　・草莓晶 ・石榴石　・薔薇輝石
62	橙黃色系礦石	・太陽石（日光石） ・黃鐵礦　・黃水晶 ・鈦晶　・虎眼石
72	藍色系礦石	・藍磷灰　・青金岩 ・藍晶石　・海藍寶
80	綠色系礦石	・綠螢石　・橄欖石 ・綠東陵石　・天河石
88	其他	・月光石　・拉長石 ・熊貓瑪瑙（埃及瑪瑙） ・方解石　・水草瑪瑙 ・膠花水晶

| 水晶形態與能量擴散的關係 | 100

Chapter 3 水晶療癒練習

讓工作得心應手

1. 與同事溝通更加順利 | 藍磷灰、綠螢石　　　　　　　　　106
2. 與可怕的主管相處 | 黑曜岩、綠螢石、藍磷灰　　　　　　108
3. 提案進行順利 | 青金岩、藍色礦石、虎眼石　　　　　　　110
4. 遠離職場小人 | 粉晶、太陽石、黃鐵礦、黑曜岩、黑碧璽　112
5. 增加自信 | 綠螢石、青金岩、虎眼石　　　　　　　　　　114
6. 打造好人緣氣場 | 水草瑪瑙、草莓晶、黑曜岩　　　　　　116
7. 職場轉運小心機 | 水草瑪瑙、綠東陵石　　　　　　　　　118

讓生活變得更美好

1. 和緩家中氣場 | 白水晶、黑曜岩　　　　　　　　　　　　120
2. 修復原生家庭的創傷 | 白水晶、薔薇輝石、紫鋰輝、粉晶、煙晶　123
3. 每日冥想 | 白水晶、黑碧璽　　　　　　　　　　　　　　126
4. 農曆七月準備儀式 | 黑碧璽　　　　　　　　　　　　　　128
5. 場域穩定 | 白水晶、黑碧璽　　　　　　　　　　　　　　130
6. 新月顯化儀式 | 白水晶、月光石、魚眼石　　　　　　　　132
7. 春分啟動儀式 | 白水晶、黑碧璽、草莓晶　　　　　　　　134
8. 夏至豐收儀式 | 鈦晶、紫水晶　　　　　　　　　　　　　136
9. 冬至轉化儀式 | 白水晶、紫水晶、煙晶　　　　　　　　　138

個人成長與發展

①	突破單戀迴圈	白水晶、草莓晶、紅膠花水晶、煙晶	140
②	與伴侶間的情感加溫	紫鋰輝、紅膠花水晶、石榴石	142
③	在情感中找到自我	海藍寶、白水晶、煙晶	144
④	讓腦筋變得更靈活	紫水晶、魚眼石	146
⑤	提升專注力	紫水晶、白水晶、虎眼石	148
⑥	高效運用時間	鈦晶、紫水晶	150
⑦	好好休息	煙晶、白水晶、熊貓瑪瑙	154
⑧	不再感到焦慮	粉晶、黑碧璽、透石膏	156
⑨	跨出舒適圈	鈦晶、白水晶、煙晶	160
⑩	迎接豐盛	黃水晶、白水晶	162
⑪	過渡期的準備	拉長石、水草瑪瑙	164
⑫	設立界線	黑碧璽	168
⑬	重新建立信任	薔薇輝石、橄欖石	171
⑭	穩定內在	煙晶	174
⑮	回歸自我	白水晶、藍晶石、粉晶、煙晶	177
⑯	聆聽宇宙安排	青金岩、透石膏	180

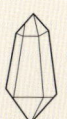 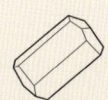 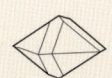

作者序

大家好,我是大氣層水晶的闆班。

我從未將自己定位成多麼崇高的角色,因為我們都只是努力在這個社會中生存的一分子。套句浪漫的話:「你我都是星塵,在最剛好的時刻,墜落於這片美好的宇宙。」

接觸水晶已有一段時間,真正認真理解以及使用也是近十年的事情。當自己快要被現實的洪流淹沒時,手邊唯一一顆「香花嶺螢石」拯救了當時的我。那個時候,我正深受經濟、工作、家庭的困擾,在疫情最嚴重的時刻,因為需要工作卻沒有人手幫忙,手中握著清涼且美麗的螢石,竟讓自己內心變得更加沉穩與安心。

從小,我便對大自然和花草相關的事物有著濃厚興趣,也十分熱愛著地球上的一切。喜歡玩玩泥巴、沿著小溪散步、看看大海,對於大自然給予的美好欣然接受並尊重。但對於人,卻總會不自覺的產生防備心。而隨著時間的推移,我對自己有了更深的理解,也願意給自己更多機會,因此決心創立對我而言極具療癒力量的品牌──「大氣層水晶」。

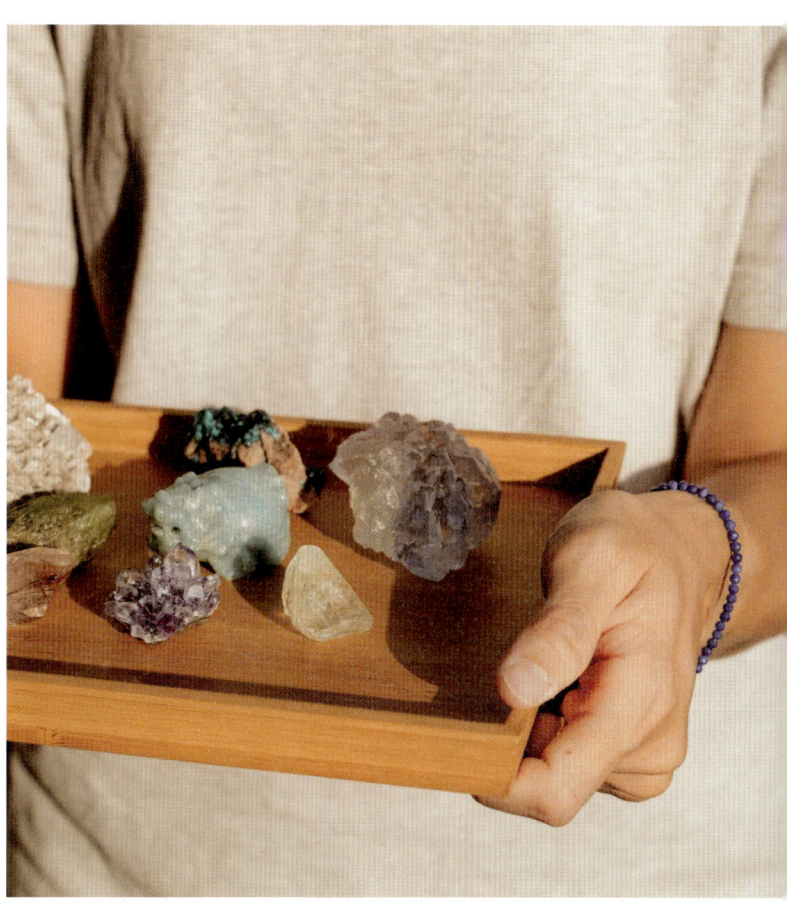

嘗試練習不強求自己達到完美狀態，只希望能慢慢練習接受人生的課題，對於「大氣層水晶」這個品牌也是如此。希望它所帶來的，是一份溫暖、厚實且令人安心的力量。在這個空間裡，透過水晶礦石與彼此的理解，我們可以相互滋養、共同成長。這幾年，我陸續學習了水晶療癒、臼井靈氣、頌缽療癒、美國芳療協會的芳療系統，並通過了 Gem-A 彩色寶石鑑定師證照。以善良為出發點，希望能帶著所有認識「大氣層水晶」的朋友，一起穩穩地往前走。

—— **一切都與你的信念有關。**

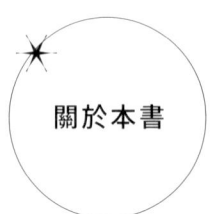

關於本書

也許你已經使用水晶一陣子,抑或是剛開始接觸,想要與水晶礦石相處,但有時候卻摸不著頭緒。很開心可以透過這本書,引導大家進一步認識水晶礦石,藉由一些簡單的方式,使用礦石來增強自己在日常生活中的能量,讓疑難雜症都能順利解決。

本書所介紹的礦石種類相對單純,希望可以減少大家選擇上的困擾。而相關的介紹細節,也是朝著容易理解的方向來撰寫。讓每位讀者在使用水晶礦石前,能夠快速的查找想要的資訊。

Chapter 1

關於水晶的基本認識

水晶礦石的
背景

在社群平台上，我們經常看到各式各樣、琳瑯滿目的礦石，有時甚至在真正認識它們之前，會把所有的礦石都稱為「水晶」。但當你親自走進玉市或市集，直接觸摸、看見水晶礦石時，那份親臨現場的感動與驚喜，會讓人由衷地感到喜悅。我們其實有很多機會接觸礦石，卻常常不知道它們真正的名字，甚至無法辨認眼前這塊礦石是什麼，難免讓人感到有些可惜。而水晶與礦石有非常多的分類，從原子排列組合、地質形成、每種礦石的晶系、礦石的子分類等，若要全部詳細介紹完畢，大概需要花費一至兩年的時間。

人與礦石之間有著非常深刻而強大的連結，因為人類本就是大自然的一部分。水晶礦石可以分為無機寶石與有機寶石兩大類。簡單來說，所謂的無機寶石，是指經過地質作用後產生的水晶礦石；有機寶石是經過生物或植物介入後所產生的，例如：珍珠、琥珀。每一種寶石的生成過程，就像播放電影般那樣精采。例如：鑽石，它是在地幔中形成，透過岩漿的噴發被岩石捕獲。在含有鑽石的岩層當中，會先看到尖晶石、石榴石等指示礦物，告訴你「這邊可能有鑽石喔！」很有趣吧？

接下來，將簡單地從兩個方向來介紹水晶礦石。

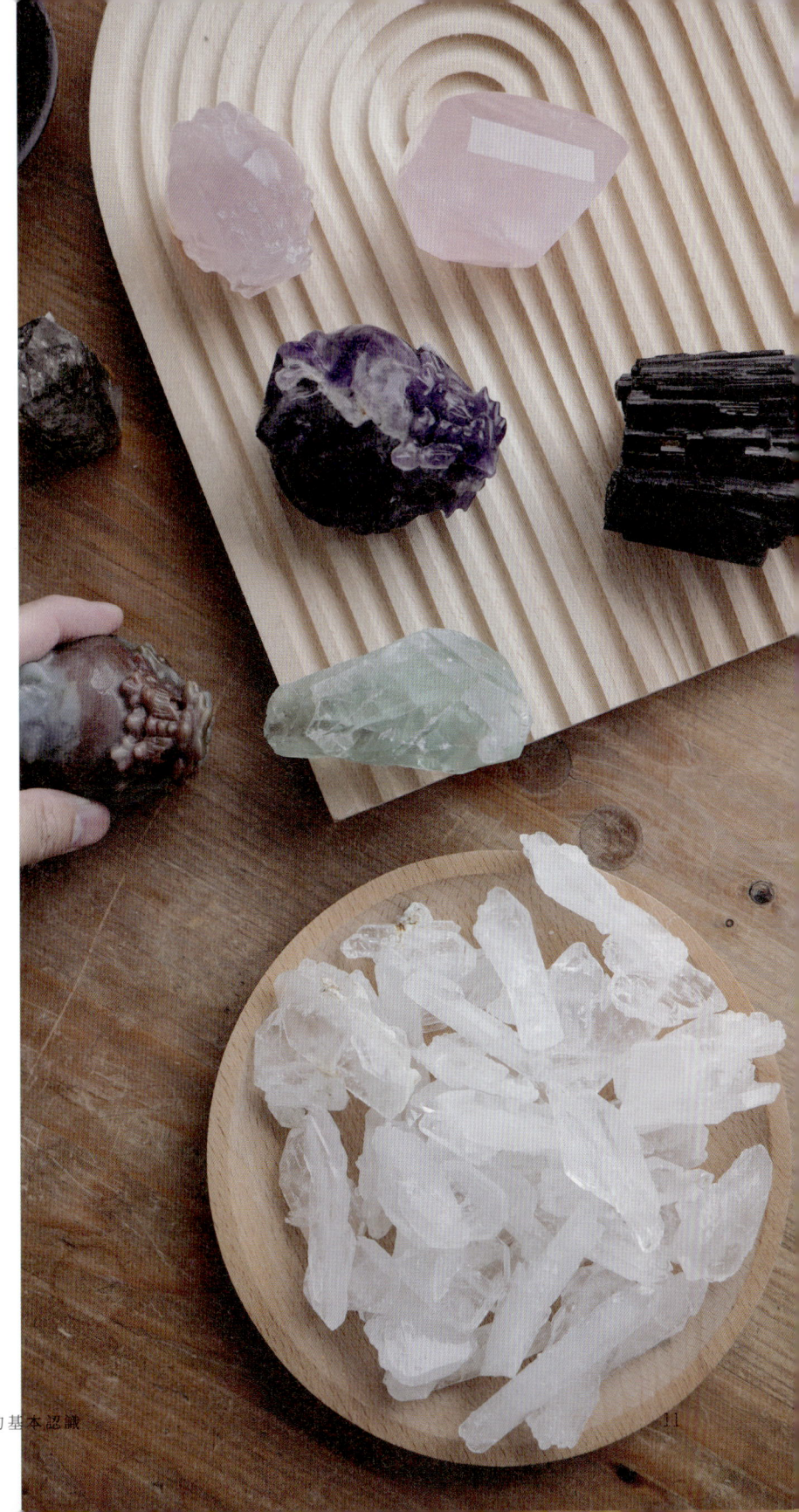

關於水晶的基本認識

晶系

礦石可以細分為許多不同的晶系，而每一種晶系都對應著礦石最基本的療癒特質與能量。但完整的晶體結構說明相當複雜，為了讓大家能以最快速、好理解的方式吸收相關知識，在此將以簡單扼要的方式說明晶系的特點。之後要準備進行療癒的時候，直接翻到本書這一頁，就能馬上知道自己選擇的礦石類型是否正確，所以請別略過這個部分。

晶系是礦石形成時即存在，包括單晶和多晶質寶石，可根據其基本的對稱性和晶軸進行分類。這種分類系統，以晶軸長短和晶軸間夾角的關係，分為六種參考軸，並依此將晶體分為七種主要晶系。

1 立方晶系

是對稱性最高的晶系。有三個等長且互相垂直的結晶軸。可以想像成一個正立方體，從各個角度看都極為對稱。

2 四方晶系

所有的軸彼此皆成 90 度角，其中有兩個水平軸等長與縱軸不等長。這種晶系像是一個被拉長或壓扁的立方體。

縱軸與其他三個水平軸不相等，這三個水平軸彼此間呈現 120 度交角，且都與縱軸垂直。它有一個三次對稱軸。想像一個三角柱體，從頂部看是等邊三角形。

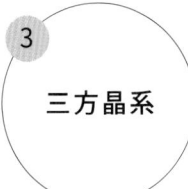

與三方晶系相同，但有一個六次對稱軸。這種晶系從頂部看像是一個正六邊形。

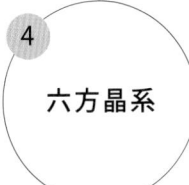

三個彼此垂直但互不相等的結晶軸。這種晶系像是一個長方體，三個邊長都不相等。

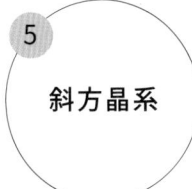

由三個互不相等的結晶軸組成，其中兩軸呈直角，第三軸則與其中一個軸呈斜角，且這個斜角（β）通常略大於 90 度，不等於 90 度。是個不對稱但穩定的結晶形態，可想像成一個被稍微推歪的長方體。

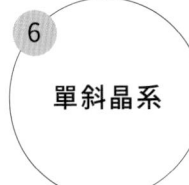

這是對稱性最低的晶系，沒有任何旋轉軸或鏡面對稱平面，呈現三個互不相等且相互斜交的結晶軸。它的形狀最不規則，像是一個完全歪斜的長方體。

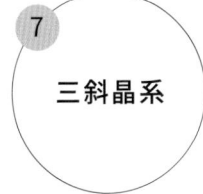

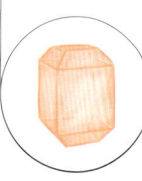

立方晶系

效果 → 被認為具有穩定和接地的效果。立方晶系的對稱性使它們在水晶網格中被用來提供穩定和保護。

代表礦石 ／ 黃鐵礦、螢石、石榴石

四方晶系

效果 → 被認為有助於提升能量和集中意志力。它們的結構能在冥想時提升注意力和增強個人的決心。

代表礦石 ／ 金紅石、魚眼石

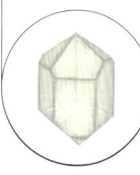

三方晶系

效果 → 這類水晶通常與精神上的平衡與清晰有關，其結構被認為能協助人們達到內在的穩定與和諧。

代表礦石 ／ 水晶、剛玉（紅寶石、藍寶石）、碧璽

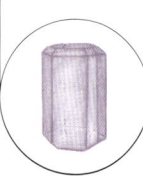

六方晶系

效果 → 常用於開啟和調和脈輪，特別是心輪。它們的對稱性被認為能促進心靈和身體的和諧。

代表礦石 ／ 六柱石家族（包含海藍寶）、磷灰石

效 果 →　被認為能幫助處理情感相關的創傷,並提供
　　　　　情感上的支持和保護。

　　　　　代表礦石 ／ 橄欖石、托帕石

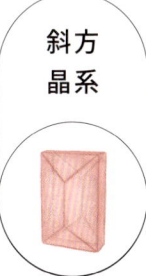

斜方晶系

効 果 →　常用於情感療癒,幫助釋放壓抑的情感和增
　　　　　強直覺能力。

　　　　　代表礦石 ／ 正長石、石膏、孔雀石、鋰輝石

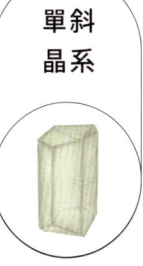

單斜晶系

効 果 →　被認為有助於促進深層的靈性覺醒和轉變。

　　　　　代表礦石 ／ 微斜長石、藍晶石、薔薇輝石

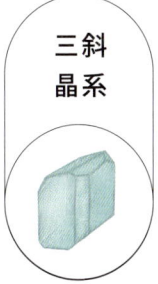

三斜晶系

關於水晶的基本認識

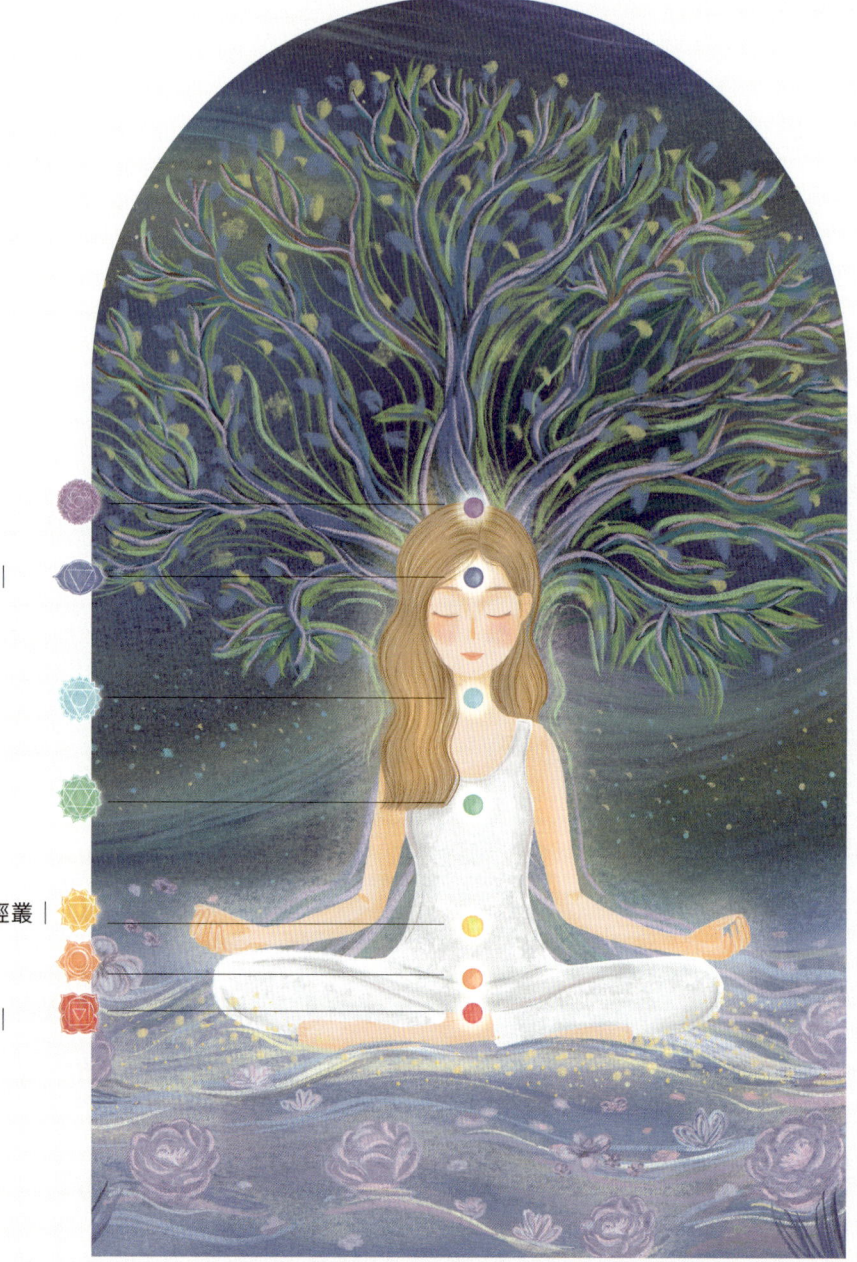

| 頂輪 |
| 眉心輪 |
| 喉輪 |
| 心輪 |
| 太陽神經叢 |
| 臍輪 |
| 海底輪 |

日常水晶療癒

脈輪

脈輪是人體能量的集中點,在各個國家有許多不同的說法和學派,一般來說,主要分為七大脈輪,由上而下,對應著人們的心理與生理層面,脈輪過於活躍或是缺乏都屬於不平衡的狀態,若能定時檢視自己脈輪的狀態,調整身體能量的流動,將能使人回到安定、自在的生活節奏中。

因此在使用水晶前,可以先依據晶系類別還有你目前的感受,去挑選當下最適合的礦石。直覺是最準確也最騙不了人的,先嘗試練習挑選與感受和水晶之間的連結,是在使用水晶礦石能量時最重要的一件事。

頂輪(Sahasrara)　位於頭頂中央,紫色或白色,代表靈性覺醒、宇宙意識和神聖連接,與純意識相關。平衡時會使人感到與宇宙和神聖力量相連接。缺乏時的表現:精神錯亂、孤立感和與現實脫節。

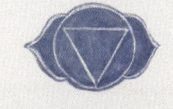

眉心輪(Ajna)　位於額頭中央,靛藍色,代表直覺、洞察力和智慧。與光元素相關,平衡時會使人直覺敏銳並具洞察力。缺乏時的表現:直覺弱、記憶力減退和思維混亂。

喉輪（Vishuddha）

位於喉嚨，藍色，代表溝通、自我表達和真理。與乙太元素相關，平衡時會使人能清楚地表達自己，並願意傾聽他人的想法。缺乏時的表現：表達困難、說謊和喉部疾病。

心輪（Anahata）

位於胸部中央，綠色或粉紅色，代表愛、同情和人際關係。與空氣元素相關，平衡時會使人感到愛與被愛。缺乏時的表現：冷漠、孤獨和情感封閉。

太陽神經叢脈輪（Manipura）

位於胃部上方，黃色，代表自信、自我價值和意志力，與火元素相關，平衡時會使人有力量和自信。缺乏時的表現：低自尊、缺乏自信和控制欲較強。

臍輪（Svadhisthana）

位於肚臍下方，橙色，代表情感、創造力和性欲，與水元素相關，平衡時會使人充滿活力和創意。缺乏時的表現：情緒波動、缺乏動力和創意阻塞。

海底輪（Muladhara）

位於脊柱底部，紅色，代表生存、本能和安全感，與土元素相關，平衡時會使人內心感到穩定和有安全感。缺乏時的表現：焦慮、不安、恐懼和缺乏安全感。

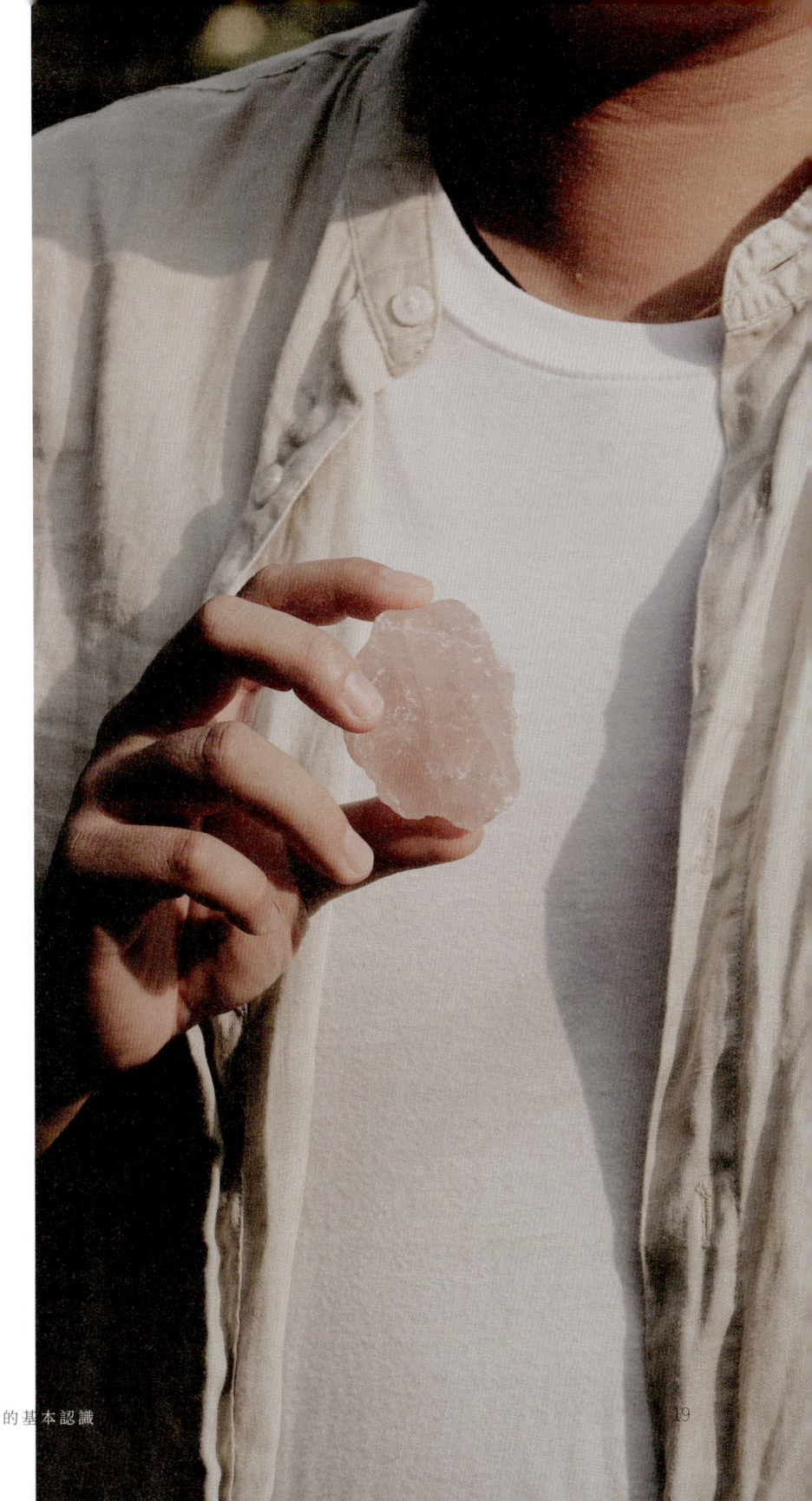

關於水晶的基本認識

挑選礦石的注意事項

在仔細閱讀完前面的說明後,接下來,可以開始著手選擇自己的礦石。經常會有人詢問:「我到底該使用什麼礦石?」分享兩種最簡單、也是最快找到答案的方式:

1 眼緣

無論是透過照片、影片,還是實際接觸,眼睛所見所感,都是直接且美好的感官體驗。思考需要時間,但感覺往往在一瞬間就出現了。這時候,要學會辨別「我好喜歡」與「我不太喜歡」這兩種感受。「我好喜歡」是一種非常主觀的情緒,也正因如此,當我們對某顆礦石產生這樣的好感時,或許就表示我們當下正需要它所帶來的能量與陪伴。但「我不太喜歡」的這個感受,就需要搭配脈輪選擇需要的礦石。例如,當你看到黑髮晶時,若覺得那密密麻麻、錯綜複雜的紋路讓人不太喜歡,不妨試著思考:自己是否正處於缺乏安全感的狀態,或是腦海中常浮現一些負面思緒?那麼,也許此時的你,正需要黑色礦石所帶來的穩定與保護。因此,對我來說,落在天平兩端的「喜歡」與「不喜歡」,其實具有篩選的價值。至於那種讓人猶豫不決的礦石,則建議大家先把荷包關起來,花點時間好好考慮,是否真的需要再入手。

2 問自己問題

我非常提倡每日書寫,透過紙筆將思緒寫下來,讓左右腦結合,讓理性與感性互相合作。這個過程能幫助我們解決生活中超過 70% 的小煩惱。因此,當有粉絲提問「我到底該使用什麼礦石?」時,我反而會鼓勵大家先試著描述自己目前在生活中遇到的問題。透過這樣的提問方式,再結合脈輪能量的對應與篩選,是非常適合初學者的入門方式,幫助你更貼近真正需要的水晶能量。

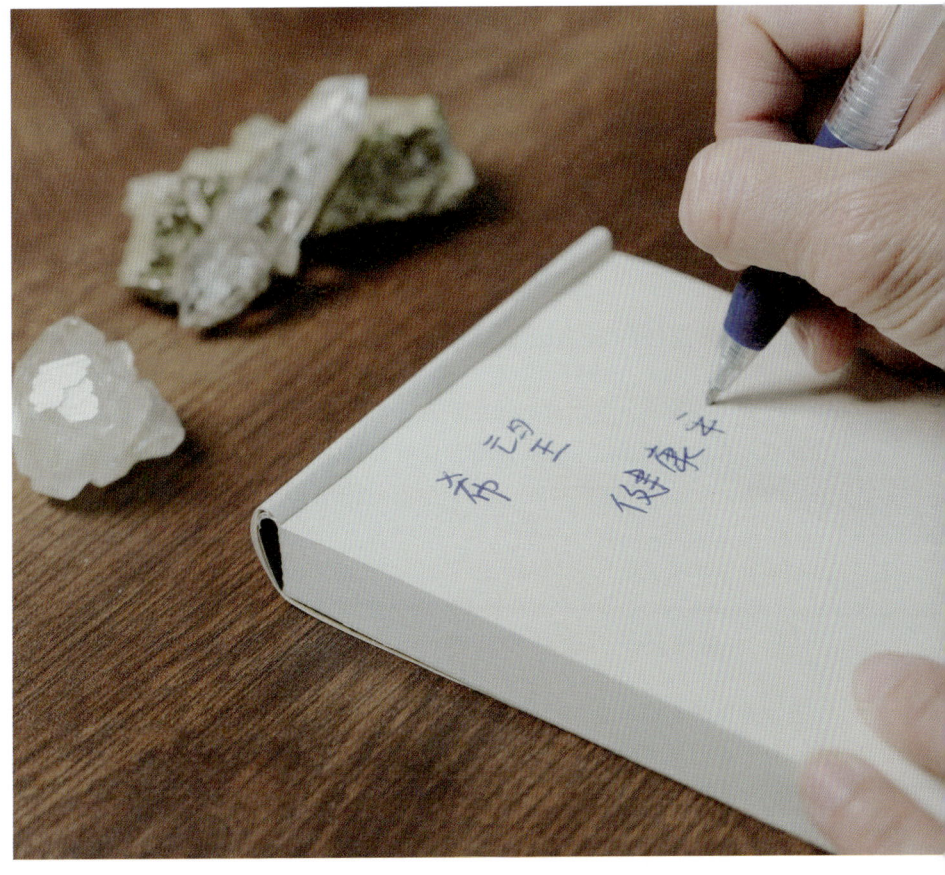

選擇礦石的小訣竅

① 不要衝動消費

選購水晶礦石前一定要多看、多聽，多觀察、多比較，確認沒問題後再考慮入手。特別是水晶礦石及相關的雕刻品，價格會因礦種、品質的不同而有高低落差，因此千萬不要在衝動之下做出決定。冷靜思考，才是與水晶建立良好連結的第一步。

② 選擇信任的水晶礦石賣家

如果真的決定要入手水晶，建議多方比較，因為不同的賣家各有特色。透過詢問與觀察，你會在細節中發現，值得信任的賣家往往具備負責任的態度、專業的水晶礦石知識，以及清楚詳盡的解說。這些都是選擇安心來源的重要依據。

③ 水晶礦石的外表初步判定

若僅憑肉眼判斷，又沒有使用放大鏡、分光鏡或折射儀等專業工具，往往容易出現誤判。再加上光線變化及人工優化技術日益進步，也會進一步干擾判斷的準確性。不過，我們仍可從一些肉眼可見的細節著手，例如：顏色是否過於鮮豔、包裹體是否過於精緻、雕刻是否精美的不太真實，來初步判斷是否有人工加工的可能。

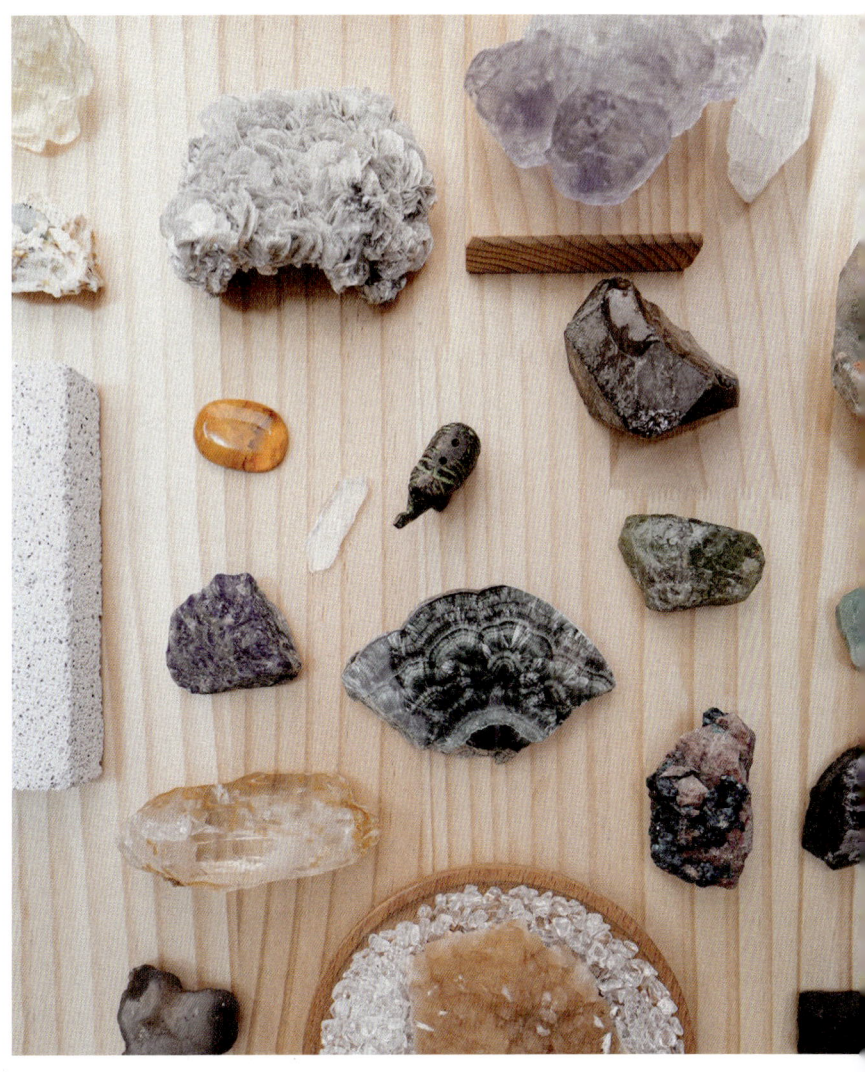

但以上這些方法都只是參考,若想獲得最準確的結果,仍建議將礦石交由具備專業儀器的鑑定機構進行檢測。在我過去參與寶石鑑定培訓的經驗中,除了需要熟悉各種晶系的識別特徵,還必須搭配多項鑑定工具,才能對寶石、水晶或礦石做出初步判斷。對於一般消費者而言,建議多觀察眼前的水晶礦石,若有疑問也不要猶豫,務必多詢問賣家,並確認對方是否能提供專業且詳盡的解說。結合觀察與詢問,才能避免購買到與預期不符的品項。

關於水晶的基本認識

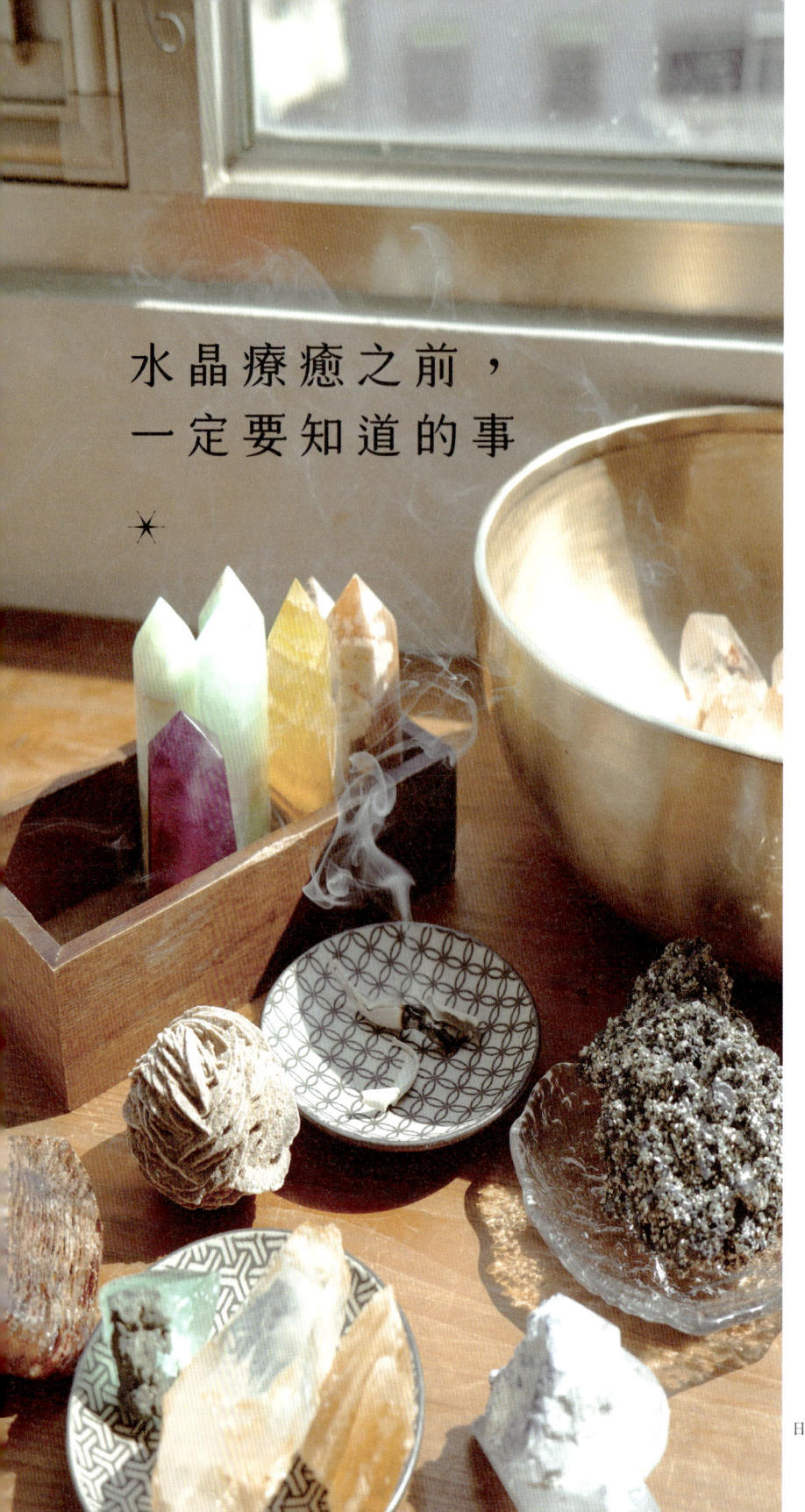

水晶療癒之前，一定要知道的事

✳

基礎淨化方式

[煙燻淨化]

推薦使用鼠尾草或聖木進行淨化。有些人習慣選擇煙燻,例如:繩香、線香。我個人偏好選擇沒有經過化學黏合劑處理過的煙燻製品,並使用天然的香料,在使用上會更加安心。

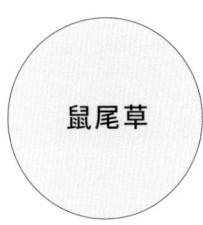

鼠尾草

準備物品 →
- 白鼠尾草,取幾片乾燥葉子即可,不需要整束。
- 陶瓷或耐熱容器,可防止灰燼掉落。
- 打火機或火柴。
- 通風良好的空間。

使用方式 →
- **點燃鼠尾草**:將幾片葉子放在耐熱容器上,輕輕點燃。當葉子開始燃燒時,輕輕的熄滅火焰,讓它冒出煙霧,而不是燃燒起來。
- **讓煙霧自然散開**:記得確保空間通風,避免煙霧過濃,進而影響呼吸。
- **淨化礦石**:手持礦石,在煙霧中順時針繞圈,象徵吸收好能量、驅散雜質;也可直接讓煙霧自然飄過去,效果不減。

注意事項 →
- 請先保持家中空氣流通,把窗戶打開。
- 使用完畢後請確認灰燼完全熄滅,避免意外起火。淨化時心念很重要,帶著「清理、轉化」的意圖,效果會更好喔!
- 如果有呼吸道病史、孕婦的朋友,請直接排除煙燻淨化的方式,改以月光、聲音或清水淨化等方式。

關於水晶的基本認識

祕魯聖木

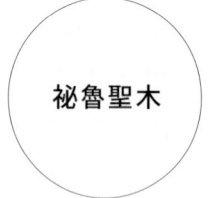

準備物品 →

○ 聖木塊或聖木粉、聖木屑：可放入耐熱容器中再點燃，並讓煙霧擴散。
○ 打火機或火柴。
○ 通風良好的空間。

使用方式 →

- **點燃聖木**：待火焰燃起後，輕輕熄滅，讓木頭持續冒煙，而不是燃燒起來。
- **讓煙霧自然散開**：記得確保空間通風，避免煙霧過濃，進而影響呼吸。
- **淨化礦石**：手持礦石，在煙霧中順時針繞動，象徵吸收好能量、驅散雜質。也可將礦石放在煙霧能自然飄到的地方，讓它慢慢淨化。

注意事項 →

- 木塊較難燃燒時，可先刮掉表面焦黑部分，減少廢氣產生。
- 煙燻淨化可能會造成某些礦石的顏色變化，例如：孔雀石、白松石等較容易被染色的礦石，建議避免使用煙燻，以免導致變色或質地受損。
- 如果有呼吸道病史、孕婦的朋友，請直接排除煙燻淨化的方式，改以月光、聲音或清水淨化等方式。

[聲音淨化]

使用單一聲音進行淨化是一種非常有效的方式，也是我經常採用的方法。其中，特別推薦使用頌缽或 4096Hz 音叉。頌缽相當適合用於水晶礦石的淨化，主要有幾個原因：首先，它能讓你自由選擇自己喜歡的音頻；其次，頌缽的聲波傳遞範圍廣，能一次淨化較多的礦石；再者，與水沖、煙燻或日光照射等方法相比，聲音淨化對礦石本身的傷害相對較小。有些人會選擇直接播放音樂進行淨化，但實際上，親自在礦石旁敲擊頌缽或音叉，能產生更直接且強烈的共振效果，遠比透過音樂播放軟體來得有效喔！

頌缽淨化

使用方式 →
- 將礦石放在頌缽周圍，輕敲頌缽或沿著邊緣轉動缽槌，讓聲波擴散。
- 可以在礦石上方或四周持續敲擊數次，讓聲波包圍並共鳴。

4096Hz 音叉淨化

使用方式 →
- 敲擊音叉，然後將音叉靠近礦石，使其與聲波共振。
- 也可以用音叉輕輕繞著礦石移動，確保聲波均勻傳遞。

注意事項 →
進行聲音淨化時，敲擊請放慢節奏，耐心等待前一次的聲音完全消散後，再輕輕敲擊下一次。這樣能讓聲波更溫和地傳遞，達到更細緻且有效的淨化效果。

[日光與月光淨化]

日光淨化

這是既簡單又方便的方式，放在陽光下就能將陽光的能量帶入礦石內。但請記得部分礦石會因為曝曬在陽光下，產生褪色的風險。例如：紫水晶、粉晶、有顏色的拓帕石。若是可以曝曬的礦石，則可在陽光下曝曬約 20 分鐘左右。

月光淨化

月光淨化對住在都市的人來說比較不利。即使月光明亮，也有可能因為光害的關係導致月光淨化效果不盡理想。如果剛好所處地區光害很少，便建議可在滿月時進行月光淨化，滿月是能量最豐盛的時間。可以選擇在晚上 11 點到凌晨 1 點之間，讓水晶沐浴兩晚的月光，這段時間的月光對水晶的淨化與能量補充有相當不錯的效果。

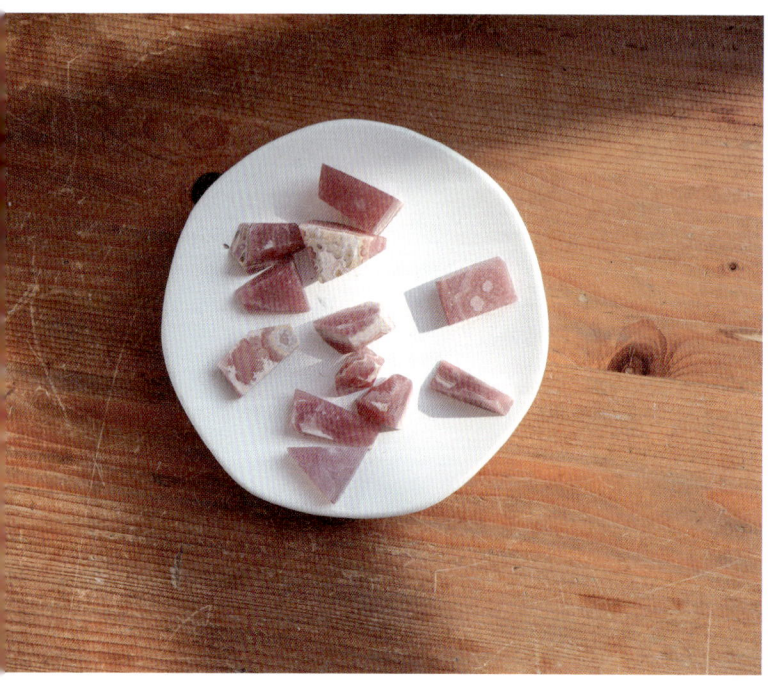

[流水淨化]

許多人會問：「水龍頭的水可以用來淨化水晶嗎？」我的答案通常是：「可以的！」之所以會有這樣的疑問，通常是出自於對水晶礦石的愛護與擔憂。

台灣的水質普遍良好，因此直接使用自來水淨化水晶是沒有問題的。不過，在使用前，必須特別留意礦石的特性。一般來說，表面平滑的水晶或礦石適合用流水沖洗；但若是晶簇，其連結處較為脆弱，可能會因水流衝擊而鬆動、分離。此外，像石膏類礦石遇水容易溶解，便建議避免接觸水，以免損壞。

而常見的雕刻品，例如龍龜，使用清水沖洗或短暫浸泡，都是很不錯的淨化方式。如果有機會在郊外乾淨的溪流中進行淨化，更能感受到純粹且自然的能量。以流水沖洗幾分鐘即可，別忘了珍惜水資源；若改以乾淨的水浸泡 5 分鐘，也能達到良好的淨化效果。如果能讓礦石在山間溪水中多停留一會兒，會發現它變得特別明亮，這就是水晶礦石對你的回應。

環境整理
與個人準備

✷

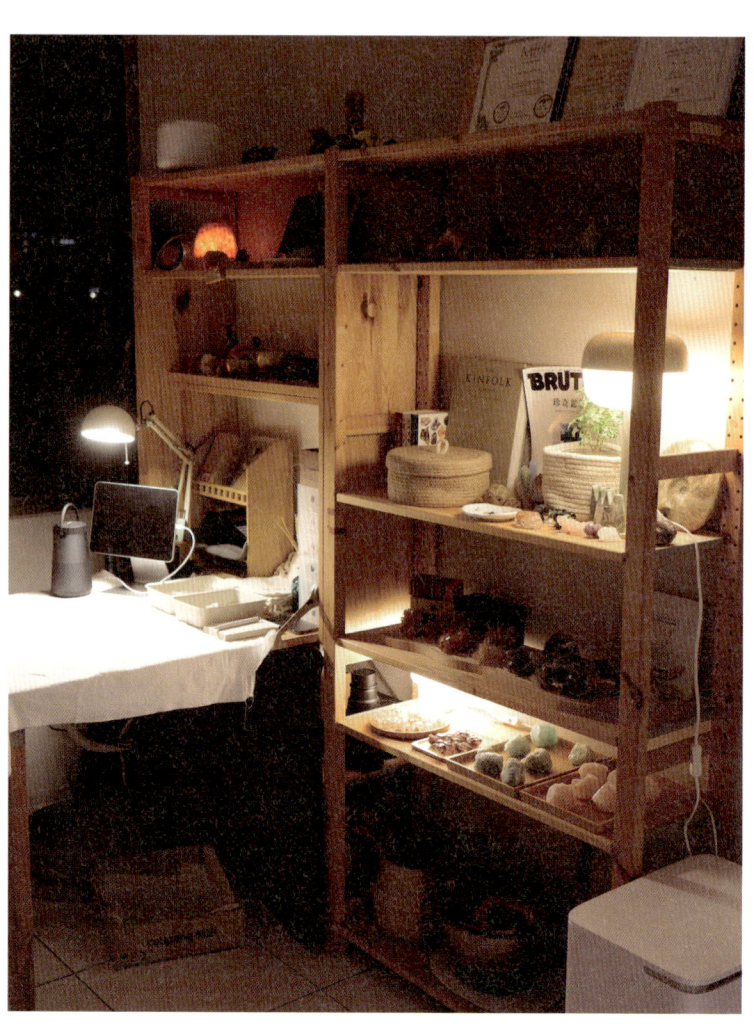

日常水晶療癒

環境淨化

在擺放礦石或進行個人水晶淨化之前,「環境淨化」是常被忽略但十分重要的一環。當空間中物品堆積過多、灰塵飛揚,能量容易被干擾與分散,無法順利流動。因此,經常保持環境整潔,是進行水晶療癒時不可或缺的準備工作。

若只是日常擺放水晶礦石,除了定期淨化礦石本身,擺放處的灰塵也應一併清理;而當你準備進行水晶療癒時,所處空間則需更講究整潔與秩序。物品擺放整齊、環境清爽,才能避免雜亂干擾療癒過程,讓能量順暢流動,發揮水晶最大的效用。

淨化方式

- 將預計擺放水晶的地方清潔乾淨、拭去灰塵。
- 接著把需要的礦石淨化好,收整齊在一處。
- 若要進行水晶療癒,需要躺在床上或瑜伽墊上,則需確保該處周圍堆放的雜物盡量減少,只擺放需要的物品。
- 依個人習慣選擇煙燻或聲音淨化的方式。

  煙燻淨化:在空間中點燃鼠尾草或聖木,將窗戶打開,站在房間或所處空間的中心,順時針繞過房間,讓燃燒的煙能順利抵達房間的每個角落。若是呼吸道不適或孕婦,請採用其他方式淨化環境。

  聲音淨化:在空間中敲擊頌缽,耐心等待聲音漸漸消失後,再輕敲第二次,讓聲波緩慢擴散。切勿急促敲擊,以免影響能量的穩定性。可依需求增加次數,若能開窗會更好。

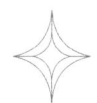

關於水晶的基本認識

個人準備

在進行水晶療癒前，建議保持空腹，或僅攝取少量輕食，避免因過於飽足而影響能量的流動。特別是在睡前進行水晶療癒，有助於放鬆身心、提升睡眠品質。因此，在開始療癒之前，先做好自身的淨化，會更加理想。

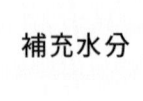

補充水分

先喝些溫開水，為身體適當補充所需的水分，使能量流動更加順暢。

淨化能量

可選擇以下方式來清理自身能量場：
- **煙燻淨化**：使用鼠尾草或聖木，讓煙霧溫和地圍繞全身，從頭頂至腳底都要淨化完整，燃燒的量不要太多，以免不小心被嗆到。
- **聲音淨化**：若不適合使用煙燻，也可改用頌缽或音叉，以聲波調整的淨化能量效果一樣好。

淨化順序

無論採用哪種方式，建議依照以下順序進行：
- 先從眉心輪開始 → 接著是左右耳與頭頂 → 再緩慢向下至腳底 → 最後回到頭頂。完成一輪能量淨化。
- 進行時請保持穩定的節奏，不疾不徐，讓能量自然流動達到最佳效果。

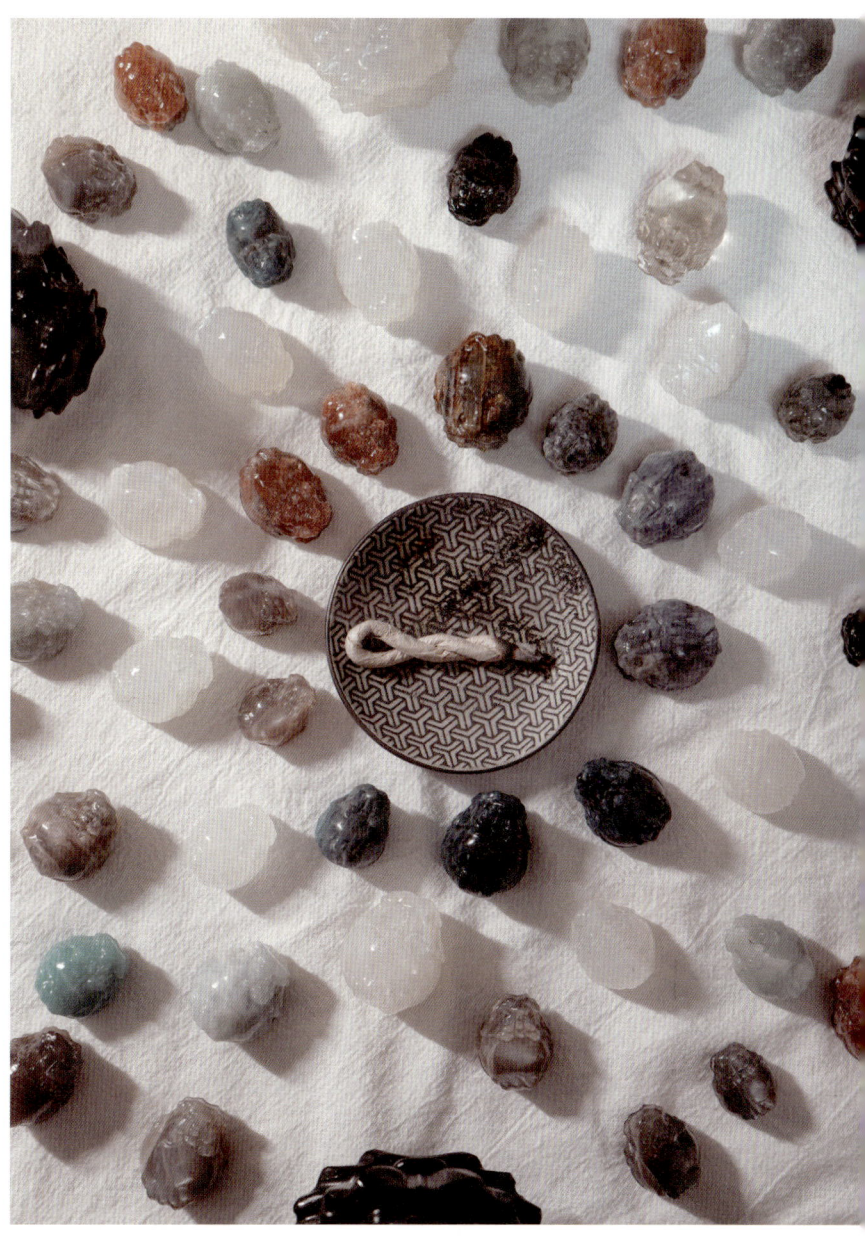

透過以上的準備與淨化步驟,不僅能提升水晶療癒的效果,也能讓身心維持純淨與穩定,帶來更深層的療癒體驗。

Chapter 2

進行水晶療癒的基本礦石

白色、無色系礦石

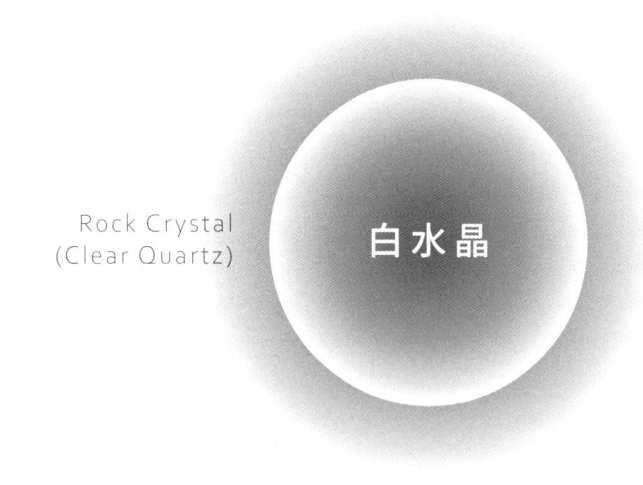

白水晶

Rock Crystal (Clear Quartz)

淨化方式 ｜ 皆適用

對應脈輪 → 全部脈輪

一般大家常提到的水晶，指的就是透明或是白色的石英，化學成分為二氧化矽，屬三方晶系。其中包含粉晶、紫水晶、東陵石英，都是二氧化矽家族的成員。

白水晶對應人體的全部脈輪能量，可以淨化也可以引進能量，算是萬用的材料之一。不管是任何產地的白水晶，都擁有很好的能量，而依據我過去的經驗，從喜馬拉雅山徒手開採的珍貴白水晶，能量非常的純淨，算是白水晶之中的首選。

使用方式簡單，手握或是放在身邊都可以。除此之外，白水晶還可協助其他礦石擴大自己的能量。有很多使用者會使用白水晶淨化其他的礦石與手鍊。但請記得，若選擇白水晶為載體淨化其他水晶，也務必要定期淨化白水晶。

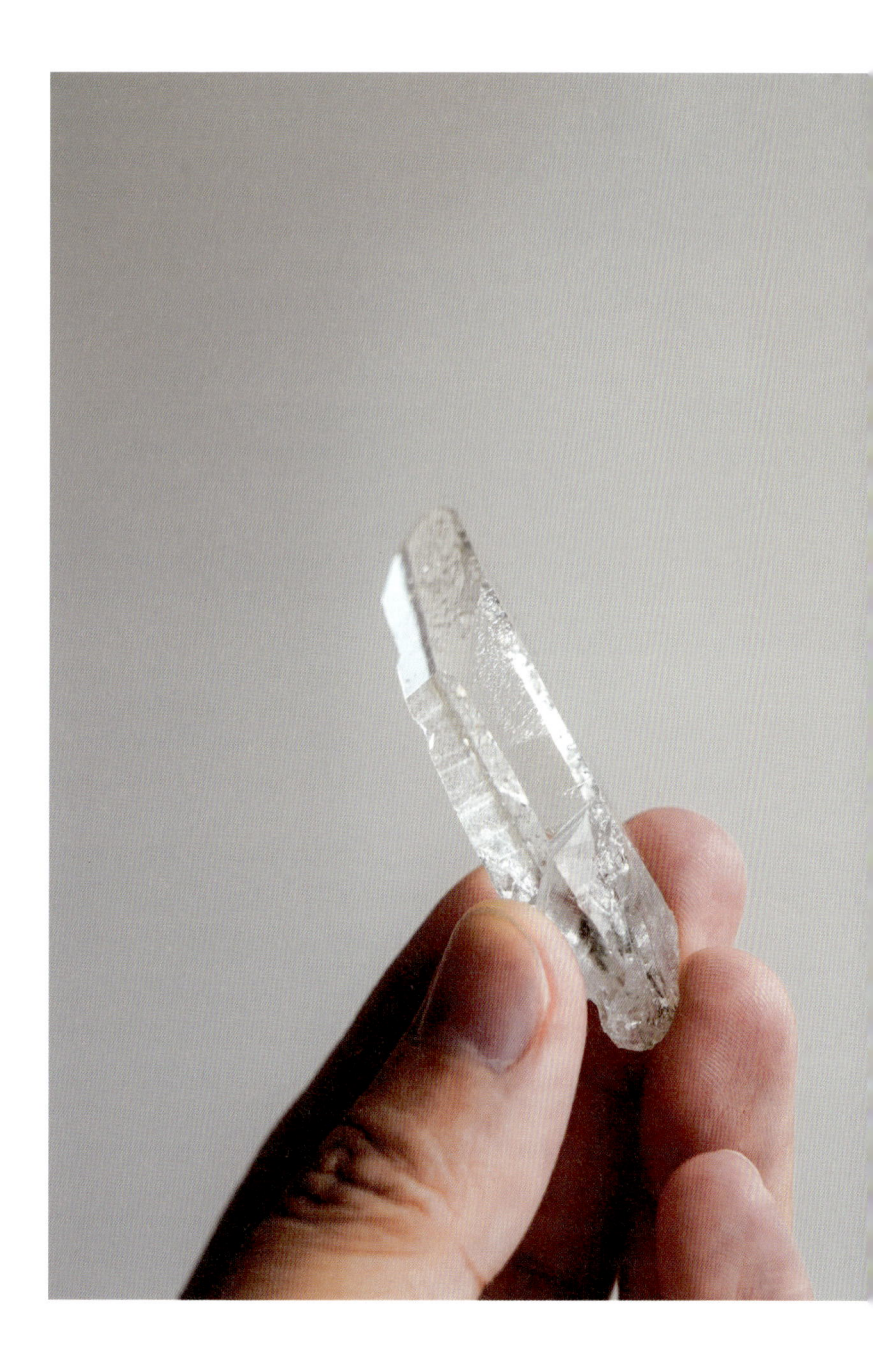

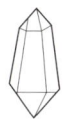

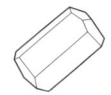

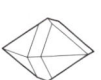

進行水晶療癒的基本礦石

閃靈水晶

Double Terminated
Quartz

淨化方式 ｜ 皆適用

對應脈輪 → **全部脈輪**

約 18 世紀末，在美國紐約州赫基蒙郡（Herkimer County），礦工和地質學家們首次發現了這種高度透明的雙尖石英體。由於其形狀和光澤類似鑽石，當時被稱為赫基蒙鑽石（Herkimer Diamond）。如今，紐約州赫基蒙郡出產的雙尖石英晶體被稱為「赫基蒙鑽石」，而中國和阿富汗等地出產的雙尖石英晶體，則被統稱為「閃靈水晶」。

閃靈水晶的小巧雙尖結構，能夠加速能量的傳遞。由於其本質上是白水晶，閃靈水晶在水晶療癒中使用時，因其快速的能量傳遞特性而被視為一個相當便利的工具。握著它或將它放置在身體不適的部位時，可以帶來舒緩的效果；當將它放置在阻塞的脈輪上時，能迅速清理並恢復能量的順暢流動。當感到生活壓力沉重或疲憊時，閃靈水晶便是快速清理負能量的有效選擇。

因閃靈水晶與白水晶有著相同的化學組成，所以適用於所有的淨化方式。

進行水晶療癒的基本礦石

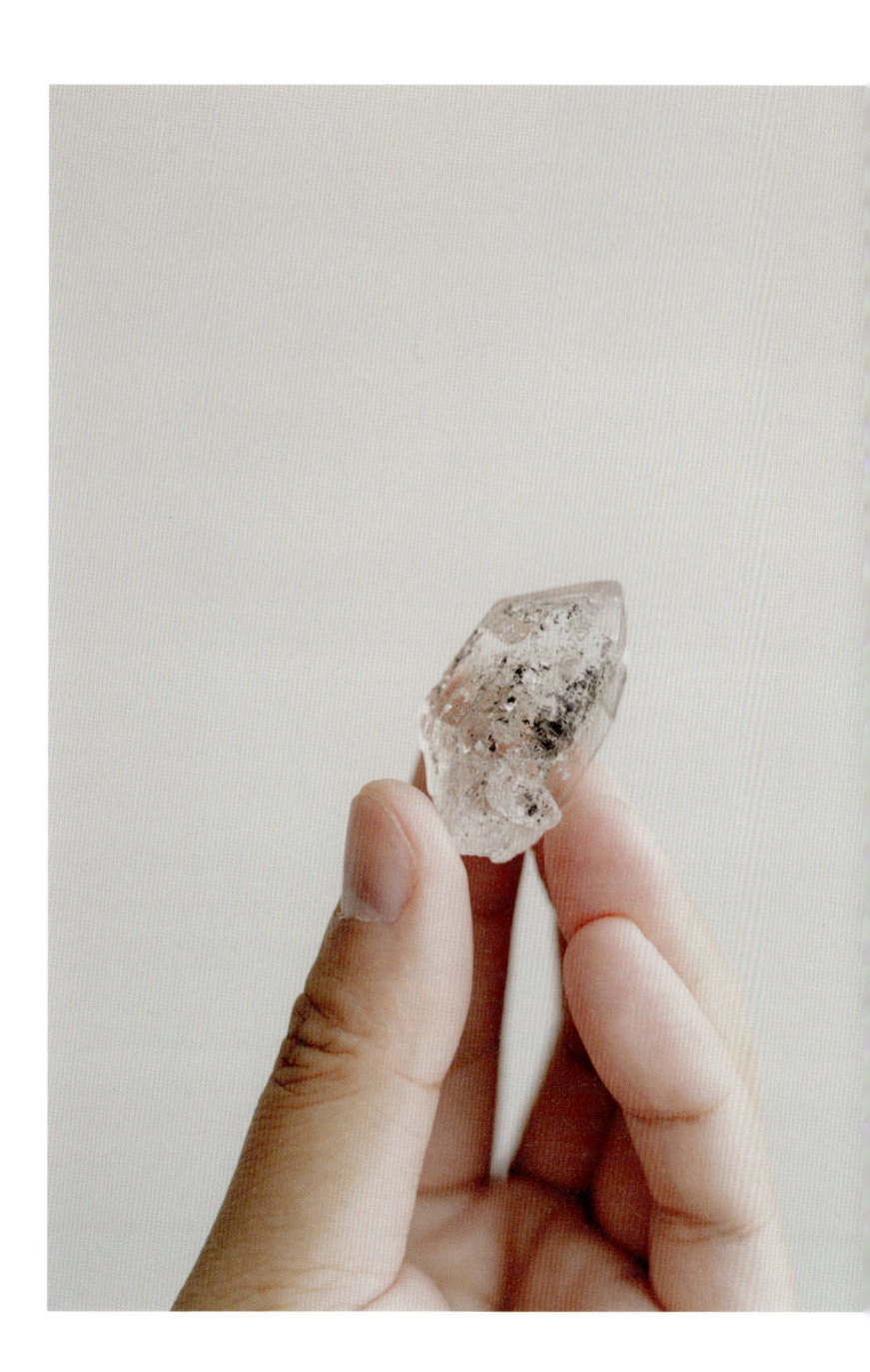

Gypsum

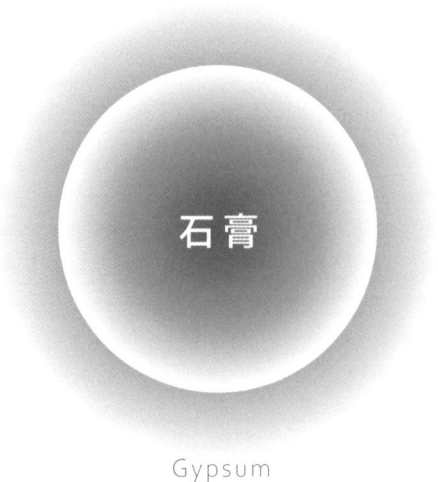

淨化方式 ｜ 煙燻、聲音　　　　　　　　　　　對應脈輪 → 頂輪

石膏有許多不同的形態。例如：雪花石膏、纖維石膏、透明石膏等。而石膏的硬度很低，很容易遭到損壞或刮傷，使用時需要特別謹慎小心。

對應頂輪的石膏，頻率十分穩定，可以淨化礦石，並消除負面的能量。除此之外，可以增加直覺力以及連結天使領域，是感受高頻能量時的好工具。石膏擁有溫柔而堅定的能量，非常適合容易緊張的人使用。它能幫助清理混亂的思緒，促進人與人之間更清晰的溝通與理解。由於這些特性，石膏不僅適合放置在身體的任何部位，也非常適合作為淨化其他水晶或礦石的能量載體。

但在淨化石膏本身時，請使用煙燻或聲音等淨化方式，以免不小心讓石膏損壞。

進行水晶療癒的基本礦石

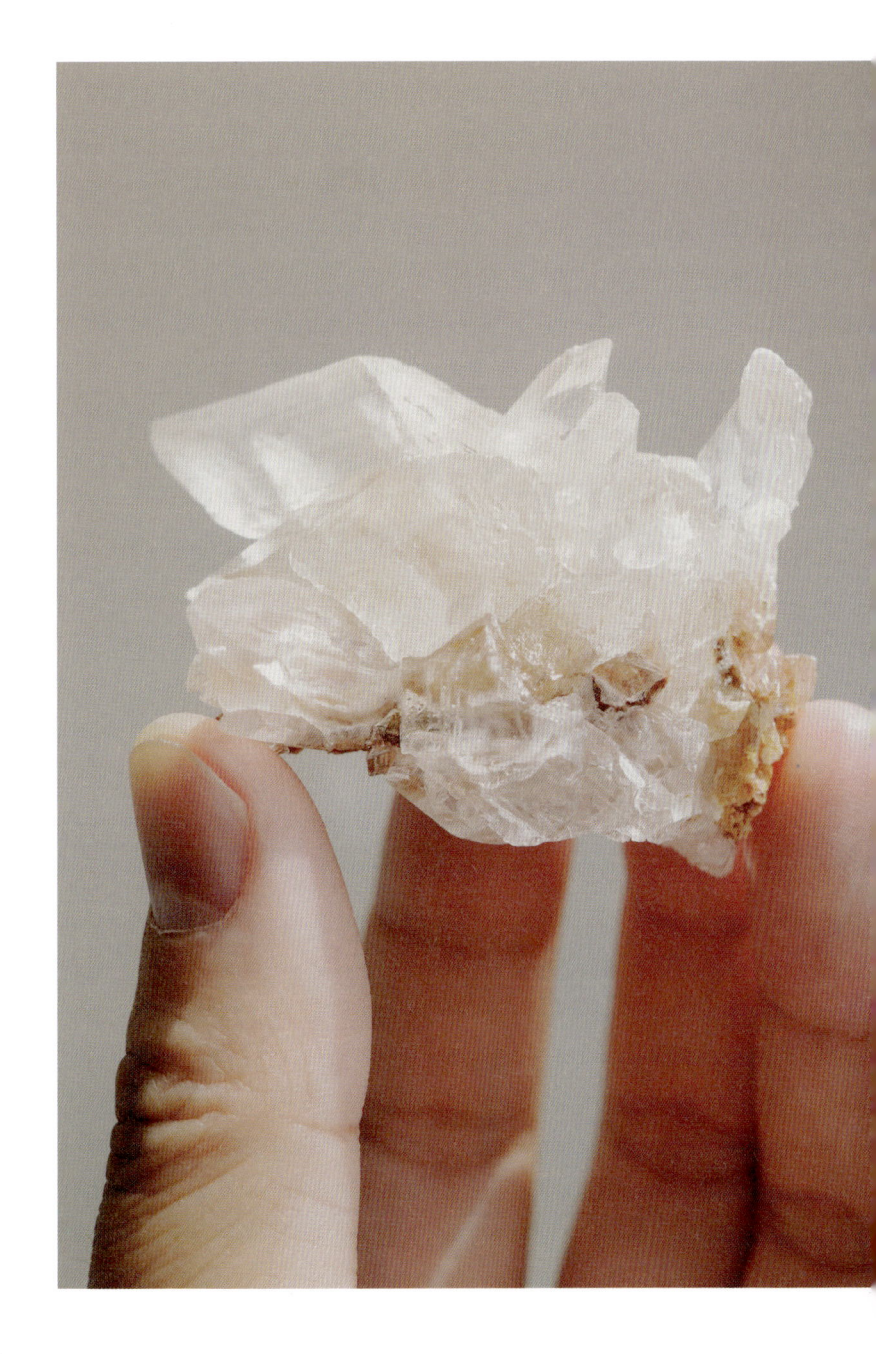

魚眼石

Apophyllite

淨化方式 ｜ 煙燻、聲音　　　　　　　　　　　對應脈輪 → 頂輪

對應頂輪的魚眼石，是顯化和接收靈感的好幫手。魚眼石的能量有助於強化直覺，提升冥想的效果，同時也能增進自我覺察與反思的能力，使人在日常生活中做出決策時更加果斷且不易出錯。對於療癒師來說，魚眼石同樣是極佳的輔助工具，特別是在面對情緒緊張的個案時，能幫助療癒師排除能量干擾，順利傳遞純粹且穩定的能量給對方。

每次在進行網路直播時，只要一提到有魚眼石釋出，大家總是特別開心。這背後的主要原因，就是「顯化」的力量。自從創立「大氣層水晶」以來，我常常默默為品牌設定一個個小小的目標，而魚眼石正是能夠協助顯化與實現願望的能量礦石。因此，我會把這些目標寫下來，壓在魚眼石下方，讓自己的努力多一分幸運，也多一分來自宇宙的能量支持。

魚眼石的硬度低，在使用上需小心，隨身攜帶時需要使用柔軟的布袋。比較建議擺放在固定位置，或在需要的時候捧在手掌上進行冥想。

雖然魚眼石本身可以用流水進行淨化，但有些魚眼石是與沸石共生的晶簇形態，這類晶簇在接觸水流時，有可能會自然鬆動或崩解，因此使用時需要格外留意。

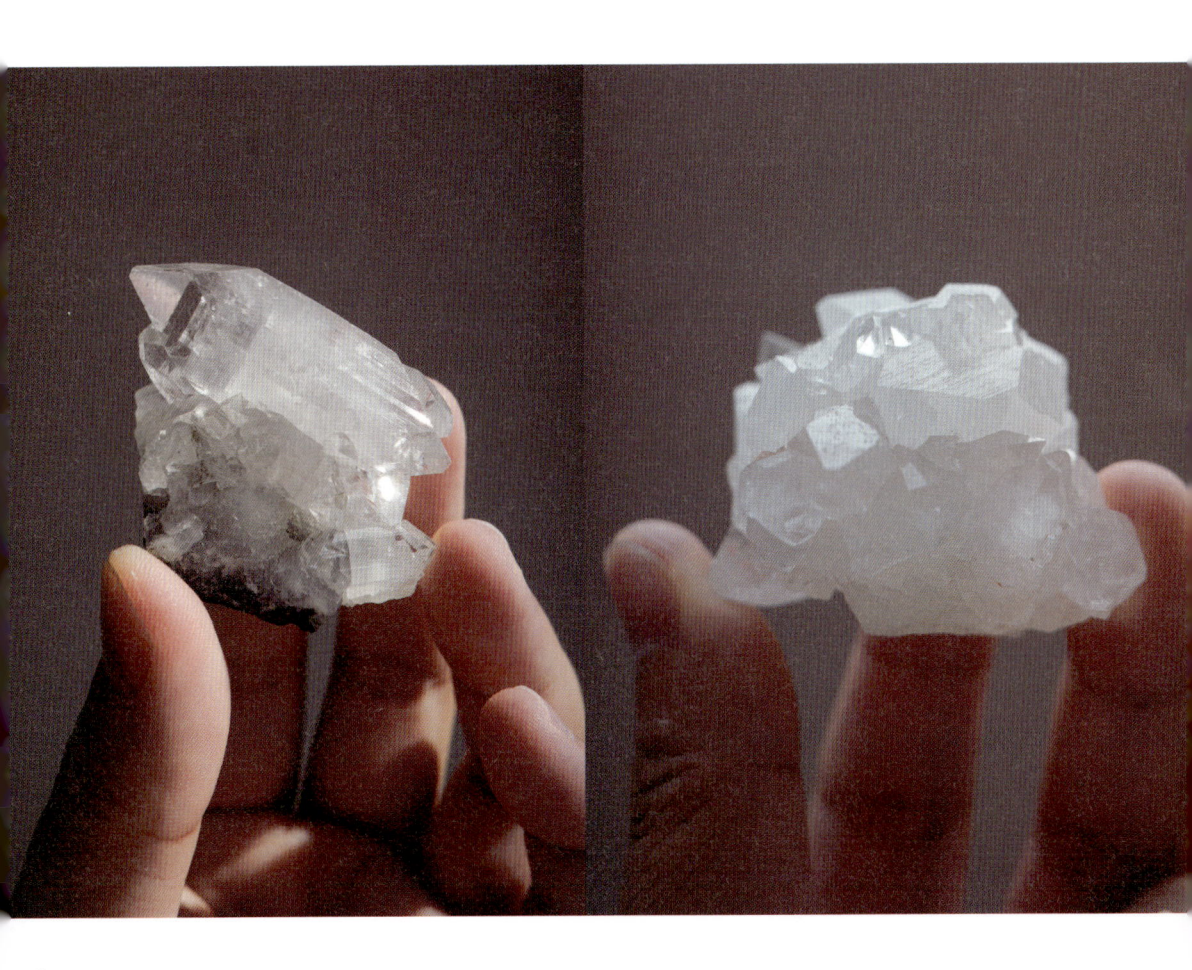

黑色系礦石

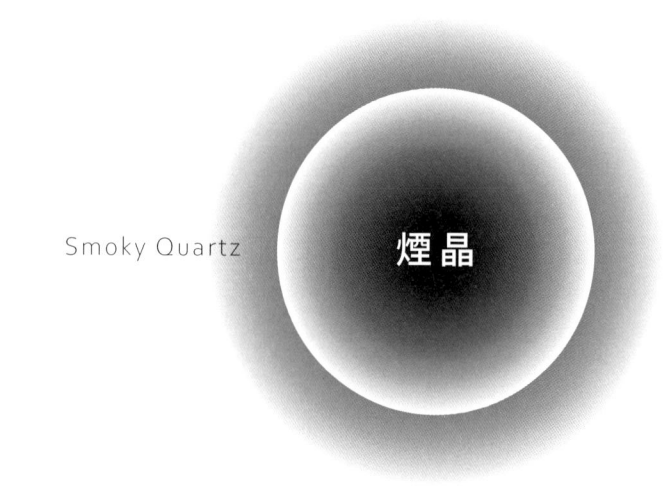

Smoky Quartz

煙晶

淨化方式 ｜ 流水、煙燻、聲音、月光

對應脈輪 → 海底輪

煙晶，又被稱為「茶晶」或「黑水晶」，其顏色從淡茶色到深棕色，甚至可能呈現黑色。這類水晶可能來自天然形成，也可能是經人工輻射處理而致色。若經陽光照射過久或是加熱，顏色則會逐漸變淺。

煙晶富含鋁元素，具備穩定能量場的能力，能幫助使用者穩穩扎根於現實，連結大地的頻率，帶來內在的安定與踏實。我特別推薦煙晶，因為它能強化與地球的連結，幫助我們找回內在的平衡。作為對應「海底輪」的礦石，煙晶可有效化解虛弱與無力感，穩定浮躁不安的情緒。對於容易分心、思緒飄忽，或總是陷入幻想中的人來說，它是一個非常適合的選擇。煙晶能幫助我們重新「接地」，以更務實的角度面對生活，同時溫和地轉化負面能量，使心境回歸安定。

此外，煙晶也有助於提升抗壓性，讓人在面對挑戰時能保持冷靜，安穩地度過困難時刻。如果最近感到壓力較大，或是有睡眠不安、常做惡夢的情況，煙晶能提供穩定的能量，幫助你安然入眠，恢復身心的寧靜與力量。

淨化方式請避開日光照射，其餘都可使用。我自己則較常使用流水淨化。

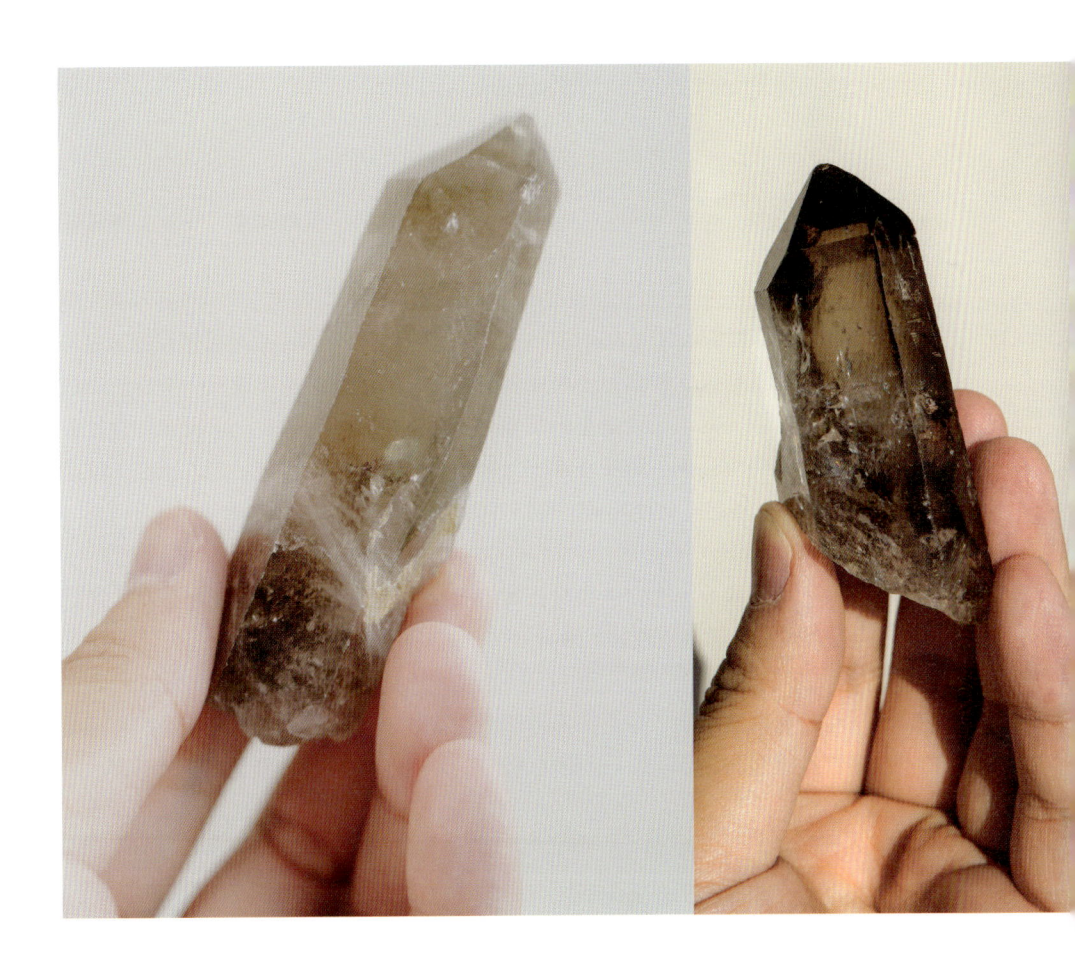

黑碧璽

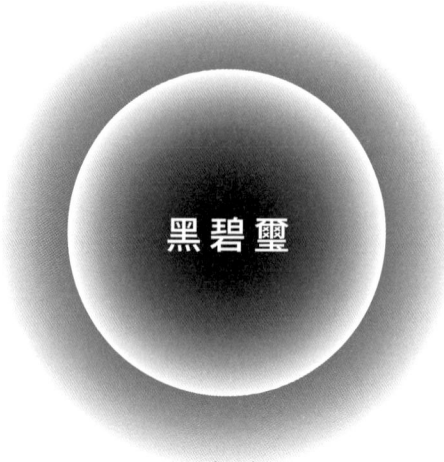

Black Tourmaline

淨化方式 ｜ 皆適用　　　　　　　　　　　　對應脈輪 → 海底輪

碧璽家族的顏色非常多樣化，大家可能會看過紅色、藍色、綠色以及最常見的黑色，或西瓜顏色的西瓜碧璽。碧璽是一種由多種化學元素組成的複雜礦石，常見於偉晶岩或其他花崗岩中。其中，黑碧璽因其強大的壓電性而備受重視。這種特殊性質有可能與人體的能量場互動，對於經常出入醫院或身處能量混雜場所的人來說，隨身攜帶黑碧璽，有助於排除負面能量，維持身體能量場的純淨。

黑碧璽對應「海底輪」，能提供穩定扎實的能量，再加上其淨化作用，許多人在配戴後會明顯感受到身體變得輕盈、清爽。

有時候，我們會需要一個純淨且充滿神聖感的空間來靜心沉澱。這時，不妨在身體的前後左右各擺放一顆黑碧璽，就能快速建立起一層安全穩固的能量防護網。

進行水晶療癒的基本礦石

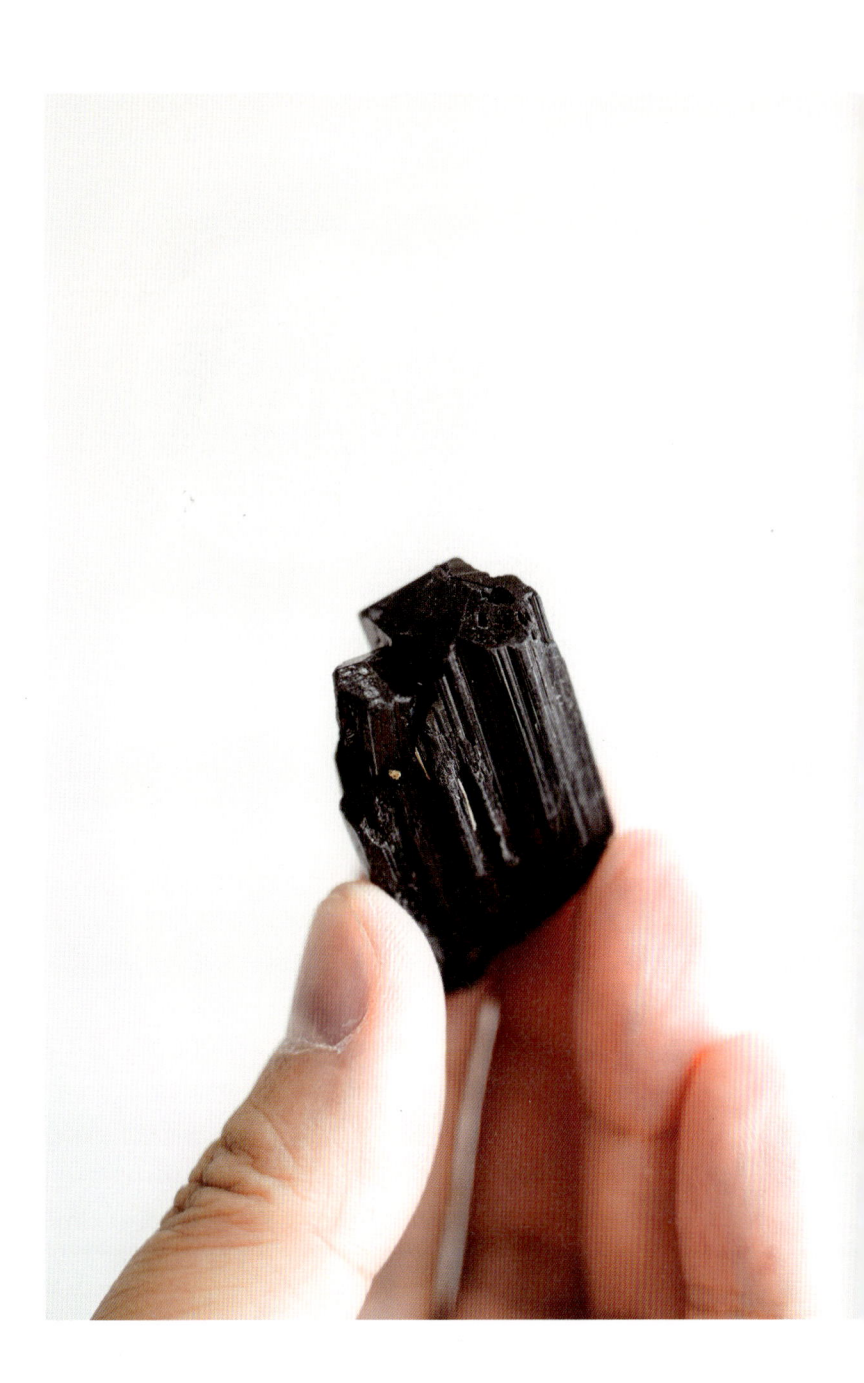

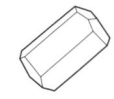

黑曜岩

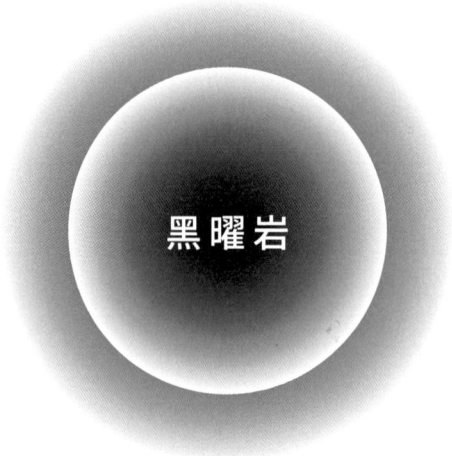

Obsidian

淨化方式 ｜ 皆適用　　　　　　　　　　　　　對應脈輪 → 海底輪

屬於天然玻璃的黑曜岩，形成的過程非常令人驚豔。當火山熔岩迅速冷卻、礦物來不及結晶時，便會形成這種光滑、玻璃質感的岩石，而黑曜岩正是最常見的天然玻璃之一。

黑曜岩有不同的表現形態。內部可能含有圓形或拉長的氣泡，或是細小平行的針狀晶體，這些內部結構會產生特殊的光線反射效果，因此形成如彩虹黑曜岩、金曜岩、銀曜岩等美麗的狀態。在中南美洲的神話故事中，其中刀刃之神特斯卡特利波卡（Tezcatlipoca），他的神器就是黑曜岩鏡子。能揭示真相，用於占卜和預言，不僅能反射邪惡，更是洞察真相與自我反思的工具。

因此，建議大家平常可以攜帶黑曜岩防身，將不好的能量運用盾牌擋掉，讓它連接近的機會都沒有。但因為黑曜岩的原礦十分鋒利，在選擇適合的樣式時要小心不要割傷自己。

此外，黑曜岩的能量特性是沒有明確界線的。正如前面所提，它能揭示真相，直接映照出內在的問題與真實狀態。不僅顯現出使用者的脆弱與脈輪的阻塞，還能協助改善能量停滯的情況。這種能量有點類似「大破大立」，會促使我們徹底整頓自身狀態，進而推動自己邁向未來。黑曜岩能幫助人們看清真正的自我，是一種促進深層轉化與覺察的強大礦石。

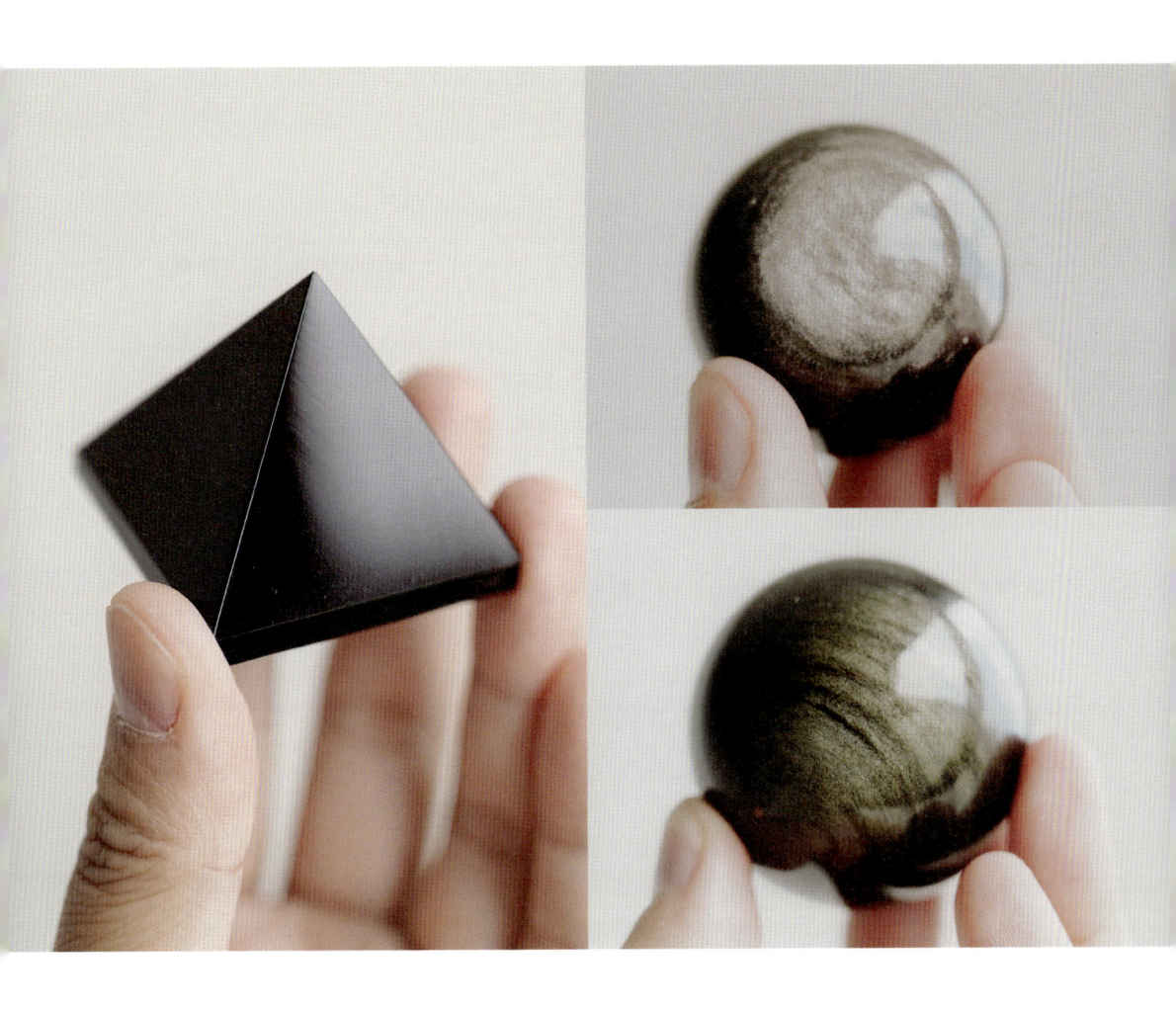

紫色系礦石 ✶

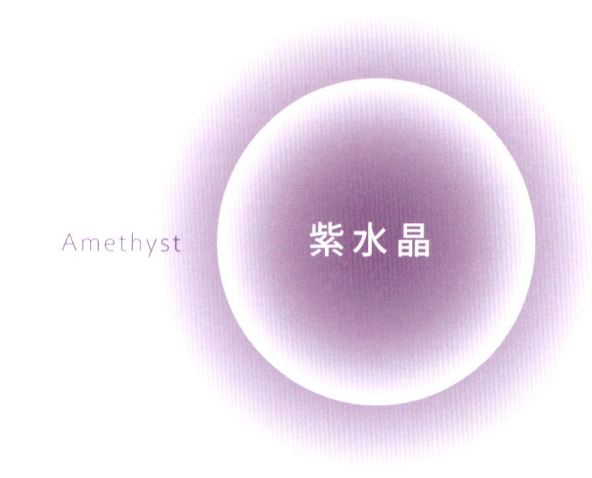

Amethyst　　**紫水晶**

淨化方式 ｜ 流水、煙燻、聲音　　　　　　　　對應脈輪 → 頂輪

深受眾人喜愛的紫水晶，是活絡頂輪的良好工具。顏色從深紫色到淡紫色都有，從透明到半透明不等，有時表面會有色斑或條紋分布。當水晶內部含有多量的鐵，受到天然輻射的影響，就會呈現紫色。

紫水晶（Amethyst）的神話源自於古希臘，與酒神戴奧尼索斯（Dionysus）和少女阿墨西斯（Amethystos）相關。相傳，戴奧尼索斯因憤怒而釋放猛虎攻擊人類，不巧遇到了前往月亮女神阿爾忒彌斯（Artemis）神廟的少女阿墨西斯。為了保護阿墨西斯，阿耳忒彌斯將她變成了一塊純淨的白水晶。戴奧尼索斯目睹後悔悟，想表示歉意，便將紅葡萄酒倒在水晶上，使其變成紫色，從此誕生了紫水晶。

除此之外，紫水晶在世界各地的傳說中，皆扮演著非常重要的角色。在古埃及，它是驅散惡靈的護身符；於中世紀歐洲，它象徵著貴族的高潔與信仰的忠誠，代表精神力量與清醒智慧；在美洲，印第安人視紫水晶為靈性橋梁，經常使用於祈禱與冥想；羅馬人相信紫水晶能抵抗沉迷，是心靈堅韌的象徵。而在華人文化中，紫水晶象徵

尊貴、智慧與祥和，能驅邪避害，帶來幸運富足。紫水晶不僅因其絢麗而受人珍愛，更因蘊藏的靈性力量而成為心靈的護佑者。

紫水晶可以促進頂輪的發展。如果是長期耗費腦力的工作，或是需要大量吸收知識的考生與學生，會建議長時間配戴紫水晶，若能直接在桌上擺放紫水晶也會產生很大的幫助。

紫水晶建議以流水、聲音、煙燻等方式來淨化。不建議使用陽光照射，主要是因為紫水晶體內含有鐵的元素，受到熱的作用後顏色會逐漸產生變化，因此淨化時需特別留意。

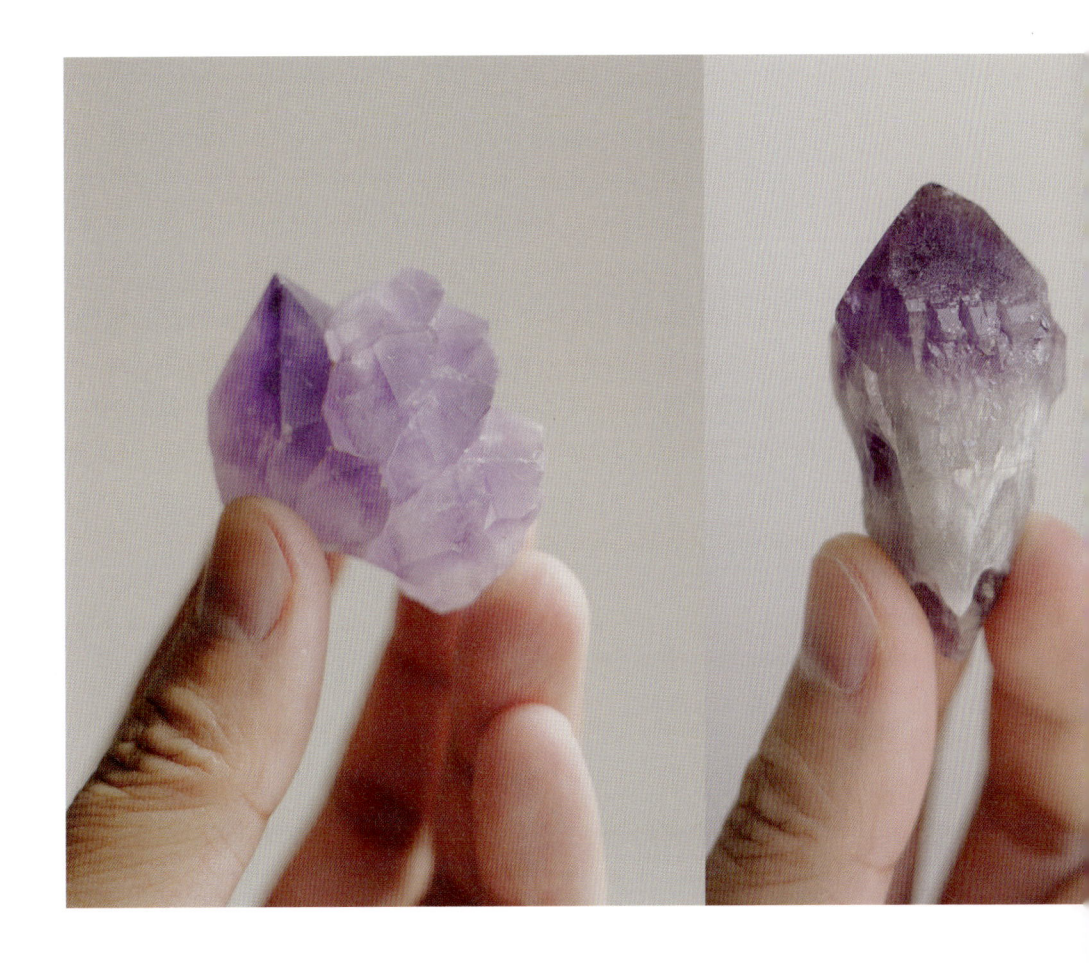

紫鋰輝

Kunzite

淨化方式 ｜ 聲音　　　　　　　　　　　　　　對應脈輪 → 心輪

這款礦石分布著溫柔粉紫色和淡粉色調，大約在西元 1902 年被發現。有著療癒色彩的紫鋰輝石，是一款非常適合撫平內在創傷的礦石。因礦石的柔和色調與心輪的頻率相符，被視為象徵愛、和平與情感療癒的寶石。傳說中，它能促進愛情的流動，打開心輪，幫助人們釋放內心的壓抑，找到心靈的平靜與安慰。紫鋰輝石也象徵著無條件的愛與純潔，特別受到情侶和追求靈性成長者的喜愛。

使用時，能協助你慢慢地清理過去的問題，不斷湧現內心深處想要隱藏的情感。透過像閨密一般的能量，將心結打開。同時，也可提升對自己的包容，賦予人們即使身陷於人群之中也能保持獨立的能力。就像是身邊圍繞著一層保護罩，不受傷害。因此，若莫名的對某些事件產生不舒服的感受或感到恐慌，不妨在手中握著紫鋰輝，藉此緩解不適感。

紫鋰輝建議可採聲音的方式進行淨化，避免其他方式不小心造成礦石的損害。

進行水晶療癒的基本礦石

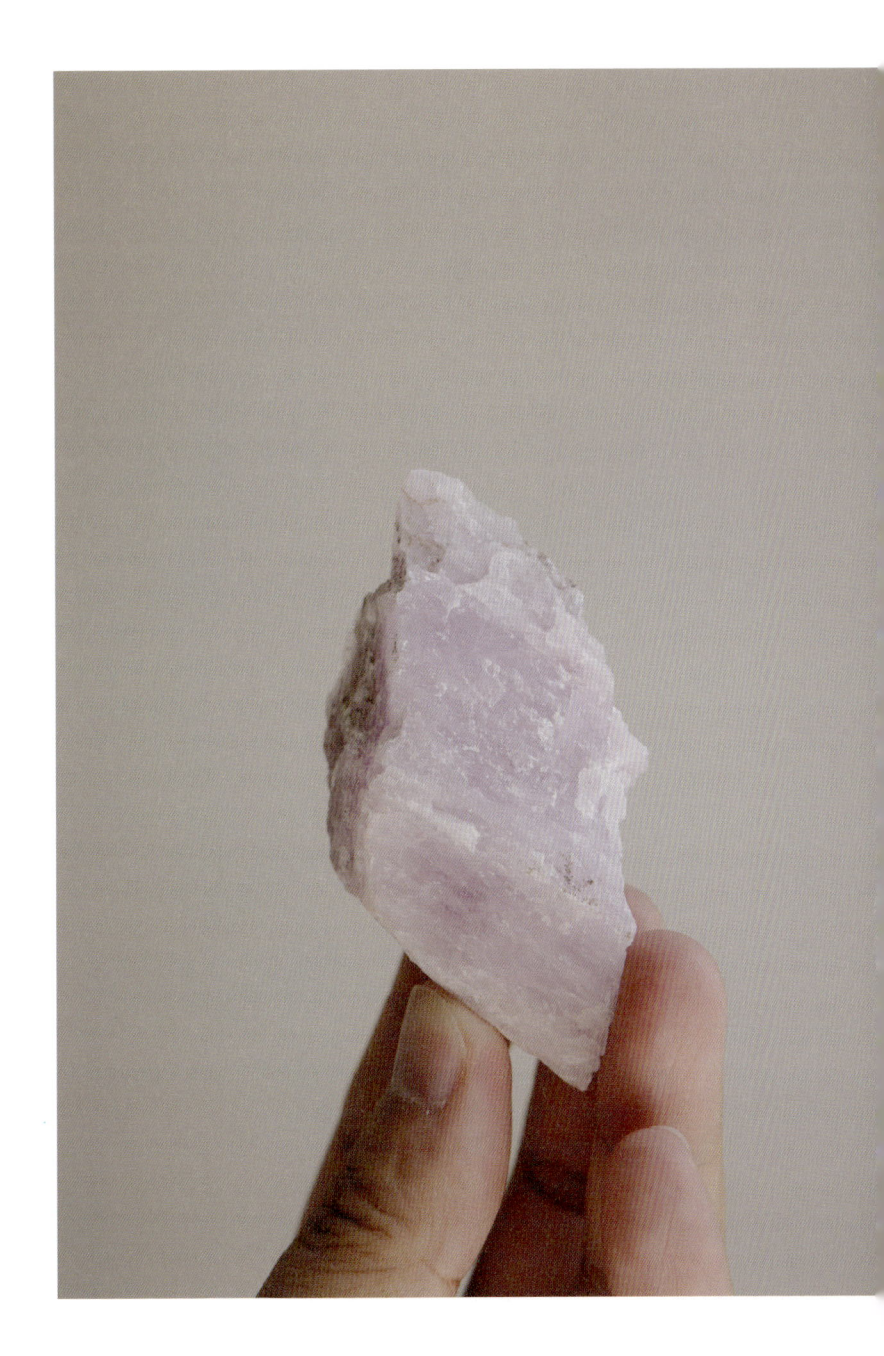

紅色系礦石

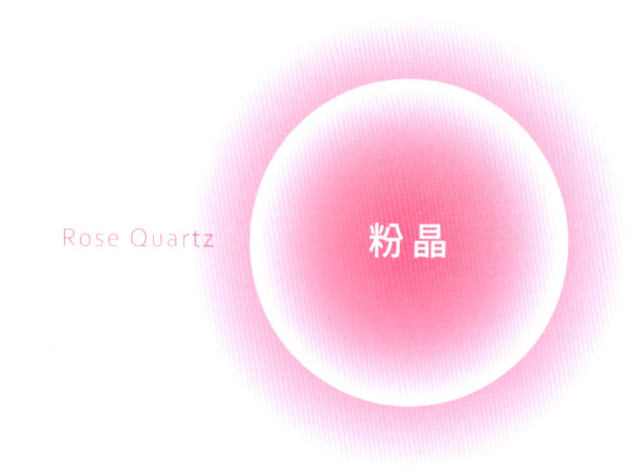

✶

Rose Quartz

粉晶

淨化方式 ｜ 流水、煙燻、聲音、月光　　　對應脈輪 → 心輪

粉晶，也被稱為玫瑰石英（Rose Quartz，有時稱為粉紅石英 Pink Quartz，兩者的晶體結構略有不同），之所以呈現柔和的粉紅色，部分學者認為是因為晶體結構中含有微量的鋁與磷元素，這些元素取代了部分的矽原子，在自然輻射的影響下形成特殊的色心，進而產生粉紅色調。此外，微量的鈦、鐵、錳或內含的細微礦物包裹體也可能對其顏色產生影響。正因為這些可能存在差異的致色機制，粉晶在不同的形態下會展現出差異性的光學特徵與穩定性。

粉晶的能量對應心輪。我常說，如果你總是藏著說不出口的委屈，感覺沒有人能真正理解你的難受，那麼粉晶會是在這個時候最溫柔的夥伴。許多人知道粉晶是招桃花的好幫手，但其實，若還未真正理解自己的傷痛與脆弱，也很難敞開心胸去相信愛、接納愛。

粉晶的另一個重要特質，是它能溫和地軟化我們內在的「固執」——那種封閉自己的心，覺得自己不值得被愛的信念。透過粉晶的能量，可以慢慢練習喜歡自己，也更容易敞開心胸去接納他人，感受到溫暖與療癒。

在淨化方面，粉晶除了不建議使用日曬，其餘的淨化方式都很適合，是一種相對容易照顧的水晶。

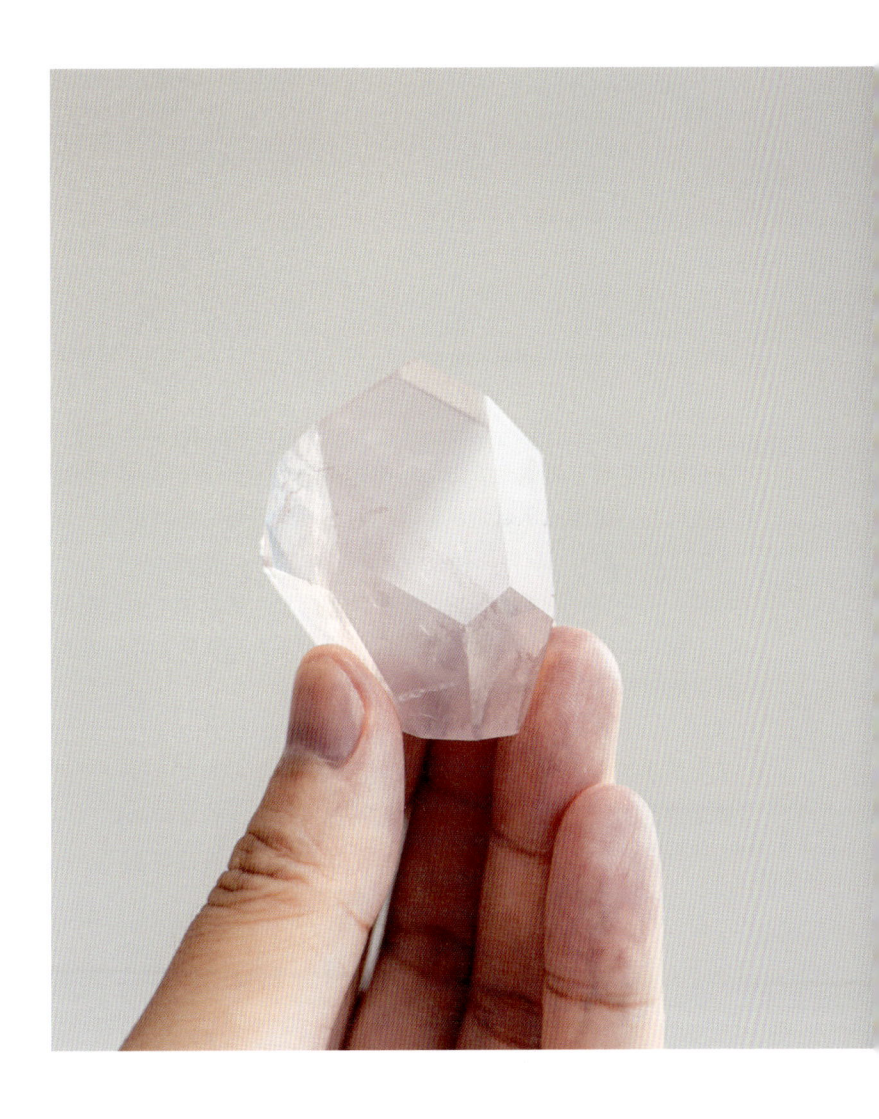

草莓晶

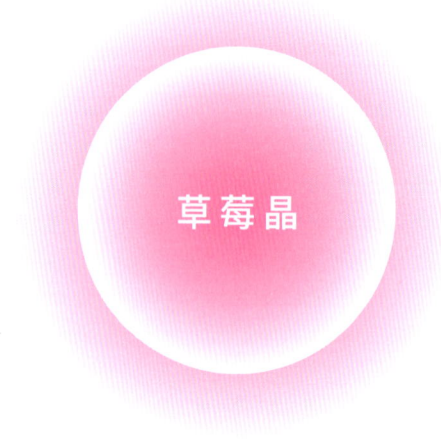

Strawberry Quartz

淨化方式 ｜ 流水、煙燻、聲音　　　　　　　對應脈輪 → 海底輪

草莓晶因含有赤鐵礦、雲母片等礦物內含物，呈現深紅色，閃耀著迷人的光芒。它常被譽為「超級能量發電機」，無論在人際關係、姻緣或個人魅力方面，都具有強大的正面影響力。草莓晶又被稱為「歡樂之石」（Stone of Joy），能有效轉化負面情緒，帶來正向與樂觀的思維。對於正處於人生低潮，或容易陷入負面情緒的人來說，草莓晶能像摯友般給予鼓勵與溫暖，令人感受到被真心支持的力量。這是一顆真正能帶來喜悅與療癒的礦石。

草莓晶非常適合美容業者或從事業務工作的朋友搭配使用。所謂「美的事業」，無論是自己還是顧客，都希望能展現最美的一面。將草莓晶擺放在工作台上或營業空間中，不僅能讓接觸到的人感受到正面能量與美好的氛圍，也有助於提升財運與業績，是一顆兼具美感與實用性的能量礦石。

值得一提的是，「草莓晶」並非正式的礦物名稱。當礦石品質較高、顏色更加閃耀時，在市面上有時也會被稱為「金草莓」，顯得更加華麗迷人。由於水晶石英的形成過程是最後一個步驟，如果剛好包裹了赤鐵礦、雲母片等，就會形成這款美好的礦石夥伴。

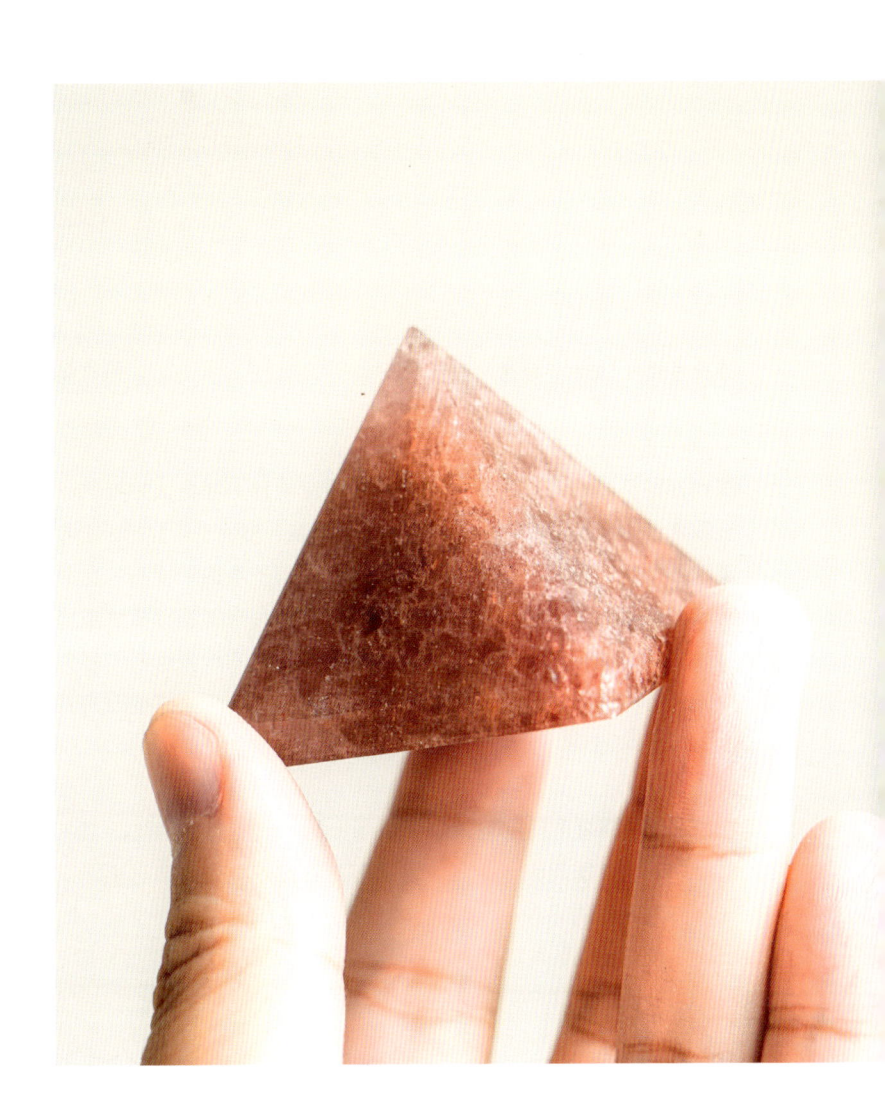

石榴石

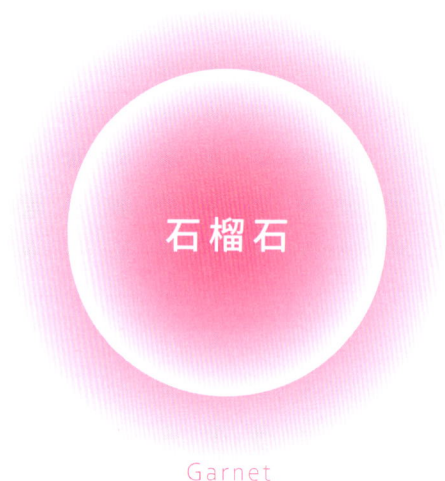

Garnet

淨化方式 ｜ 流水、煙燻、聲音　　　　對應脈輪　→　海底輪

提到婦科不順或希望能增強海底輪，穩定能量，我會大力推薦紅石榴石。石榴石是一個龐大的家族，其中包含了許多不同成員。市面上常見的紅石榴石帶有棕紅色調，通常為鐵鋁榴石；而呈現鮮紅至紫紅色的則多為鎂鋁榴石。僅憑外觀有時難以準確辨識礦石，最理想的方式還是透過實驗室檢測來確認其真實成分。常見的紅色石榴石主要為鐵鋁榴石，而在石榴石家族中，綠色的沙弗萊石同樣大受歡迎，備受收藏與配戴者的青睞。石榴石的晶體形態多為菱形十二面體或四角三八面體，辨識度極高且特徵鮮明。

石榴石的名稱來自於拉丁文「Granatum」，亦為「石榴」。跟石榴種子非常相像。傳說中，大洪水期間，諾亞使用石榴石發出的紅光為自己指路；北歐的海盜選擇石榴石作為死後的陪葬品，照亮自己通往天堂之路；在中世紀，則會將石榴石放置於盾牌中，防止受到傷害。有許多美好的神話，都圍繞在這個美麗的礦石家族中。

紅石榴石除了可改善婦科問題以外，還具有活化與再生的功效，如果對於床第之事需要增進一點熱情，將它放在床邊會有所幫助。前面也有提到，紅石榴石能增強並穩定海底輪能量，可藉此協助使用者控制對自己的過度自省，如果你剛好遇到自我懷疑、能量停滯的狀況，便相當適合這款礦石。

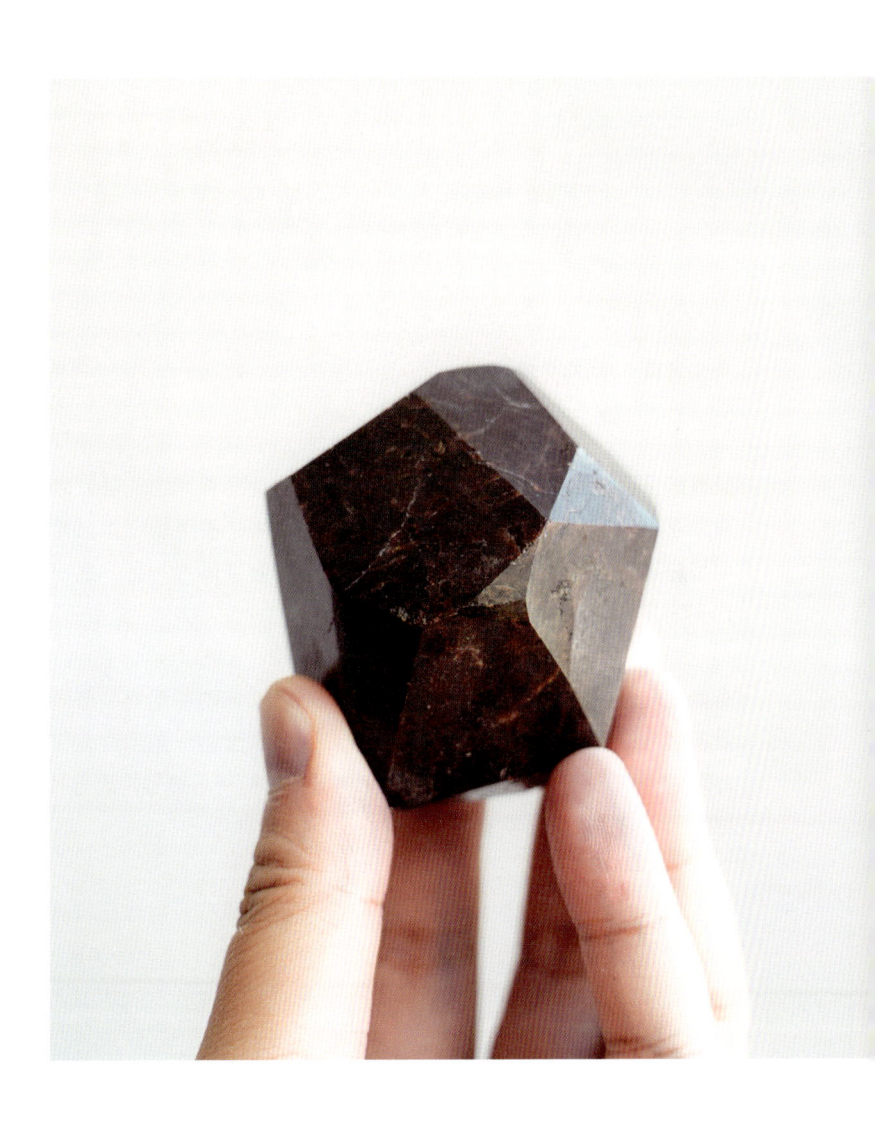

薔薇輝石

Rhodonite

淨化方式 ｜ 流水、聲音　　　　　　　　　　對應脈輪 → 心輪

美麗的薔薇輝石有著粉紅色的基底，有時會伴隨著黑色的脈狀紋理。許多人第一眼看到薔薇輝石，並不會覺得這樣的礦石很耀眼，甚至會下意識地略過。當真正開始使用薔薇輝石時，會逐漸感受到那些失落的靈魂碎片，正一點一滴地回到自己的內在。

身為三斜晶系的礦石成員之一，薔薇輝石可以協助使用者喚醒同情、憐憫以及瓦解受害者意識。成長過程中，我們或多或少都經歷過一些家庭創傷——例如，夜深人靜時獨自一人完成作業，或是曾受到不公平的對待。這些經歷往往深埋在潛意識中，讓我們在日常中無法察覺其影響。

當你準備好與這些過往和解時，不妨拿起薔薇輝石，為自己解開過去的枷鎖。這樣的療癒，永遠不嫌晚。

進行水晶療癒的基本礦石

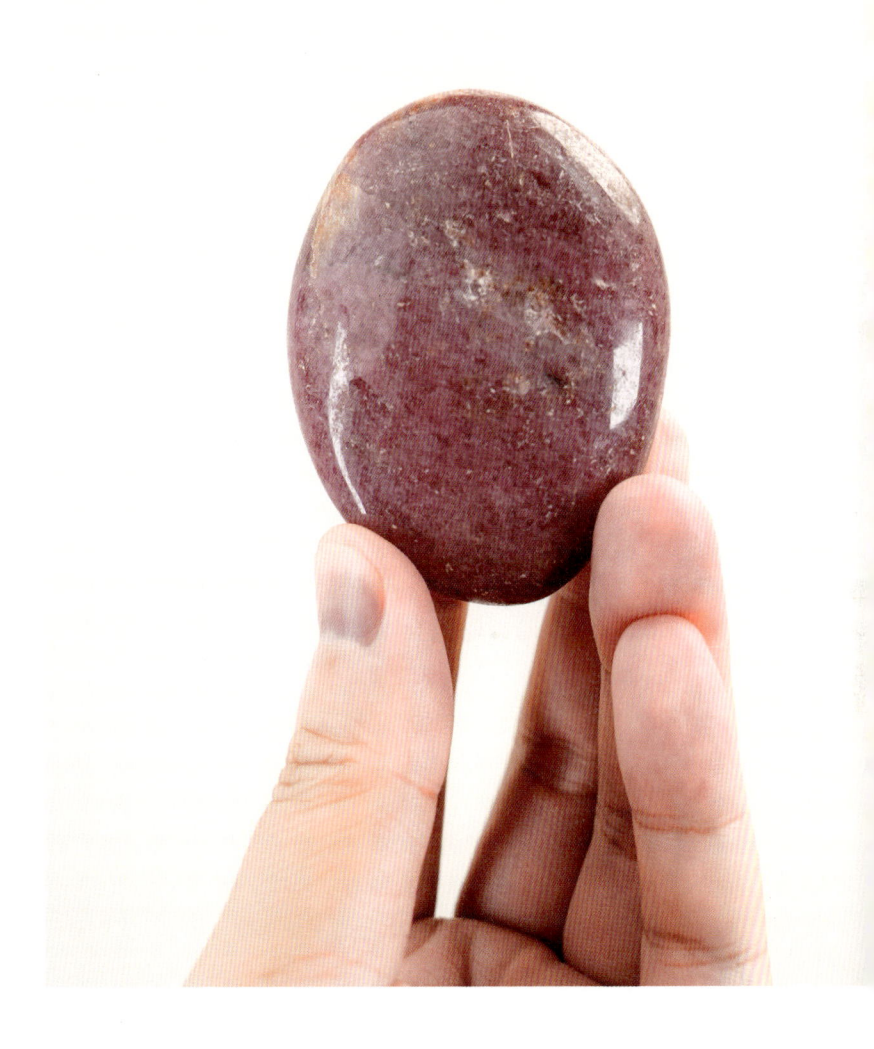

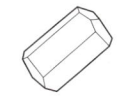

橙黃色系礦石 ✵

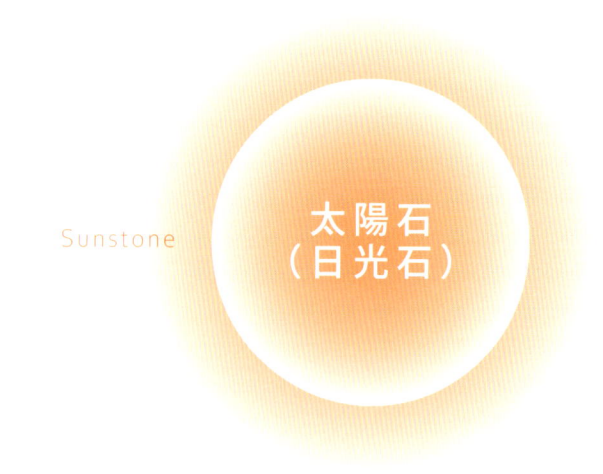

太陽石（日光石）
Sunstone

淨化方式 ｜ 流水、煙燻、聲音、日光

對應脈輪 → 太陽神經叢脈輪

太陽石也是長石家族的其中一員，通常會包裹著大量細小的針鐵礦或赤鐵礦的片塊在內，這些內含物沿著晶體的特定解理面平行排列，在光線照射之下產生美麗的金屬閃光效應，是很直接的陽性能量並對應太陽神經叢，提供使用者自信及氣勢。對於這類礦石來說，無需擔心過強的陽性能量會造成脈輪失衡。太陽石的能量具有調和作用，能協助平衡過度發展或不足的陽性能量，使身心達到更穩定的狀態。

如果在現實生活中，常常遭遇欺負或挑戰，卻又不敢表達自己的立場，那麼太陽石會是非常適合的礦石。它能幫助擴展氣場與氣勢，為生活注入活力，同時也有助於提升直覺力。此外，當面對季節性憂鬱，像是連日陰雨、天氣昏暗導致心情低落時，也可以藉由太陽石的溫暖能量，緩解憂鬱情緒，帶來內在的光與力量。

太陽石自古以來便被視為承載太陽能量的寶石，象徵著光明與生命。在北歐傳說中，維京水手據說曾利用這顆神奇的石頭，在迷霧中辨認太陽的方位，作為穿越未知海域的導航工具；在印第安文化中，太陽石被視為勇氣與繁榮的象徵，猶如陽光灑落

大地，為人們帶來豐收與好運；古希臘人則將太陽石與太陽神的神聖光輝聯繫在一起，配戴它彷彿受到太陽戰車的庇佑，充滿力量與活力；甚至在古埃及，太陽石也代表著太陽神拉的守護，能為靈魂驅散黑暗、帶來希望。

這顆閃耀著溫暖光芒的寶石，不僅是自然界的瑰寶，更是各大文明賜予人類的勇氣與希望之源。

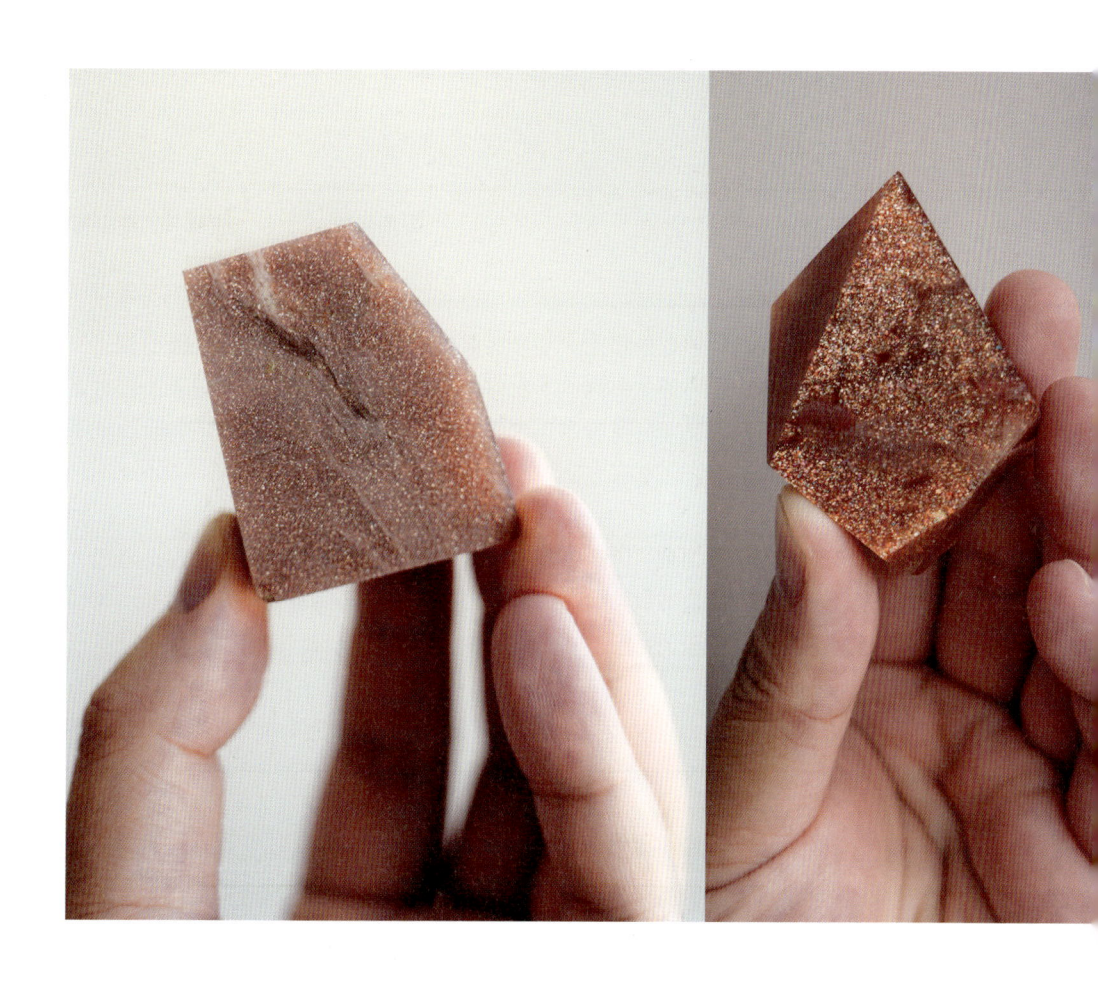

進行水晶療癒的基本礦石

黃鐵礦

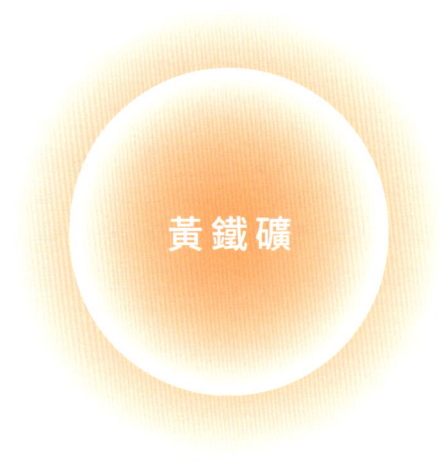

Pyrite

淨化方式 ｜ 煙燻、聲音、日光

對應脈輪 → **太陽神經叢脈輪**

立方晶系的黃鐵礦具有整理與穩定太陽神經叢的能量。與其他橙黃色系礦石相比，黃鐵礦在「穩定」能量方面尤為強大。此外，黃鐵礦擁有閃耀的金屬光澤，自古以來便被廣泛用於製作飾品，已有數百年歷史。由於其色澤與黃金相似，有時也被稱為「愚人金」。

黃鐵礦以其黃銅色的立方體、八面體及五角十二面體（pyritohedron）晶形著稱，常見於晶體表面上的垂直條紋，這些條紋總是與鄰近的晶面垂直。它也可能以葡萄狀或塊狀結核的形式出現，甚至形成盤狀結構，伴隨著放射狀的條紋，這種特殊形態有時被稱為「海膽狀」，也是市場上稱為「太陽黃鐵礦」的美麗形態。在正常的氣候下，黃鐵礦可能會出現輕微的磨損，特別是在邊緣或邊角處，常見不平整的斷口或細微裂痕。

其金黃色的光芒和火元素的聯繫，自古以來，在各大文化中被視為力量與保護的象徵。古希臘和羅馬人將它與火神赫菲斯托斯（Hephaestus）聯繫在一起，認為它能

賦予勇氣與無畏的戰鬥精神;印加人則視其為靈性的鏡子,能反射陽光並召喚神靈,帶來洞察力與保護;美洲原住民將黃鐵礦當成護身符,驅逐負能量並保護家庭;而在中世紀的歐洲,煉金術士們相信黃鐵礦蘊含著轉化財富與精神豐盈的祕密。這顆閃爍著太陽般光輝的石頭,象徵著無限的力量、繁榮與守護。

黃鐵礦可以增加使用者的信心,平衡太陽神經叢能量低下的狀態。除了鈦晶之外,黃鐵礦也是克服惰性的極佳礦石。如果你有嚴重的拖延症,不妨多多利用黃鐵礦,但效果不如鈦晶般強烈。如果個性上容易感到自卑,黃鐵礦則可協助恢復自信,也能讓你看見自己的美好。

平時可在辦公室或家中擺放黃鐵礦,是穩定整體氣場的好工具。

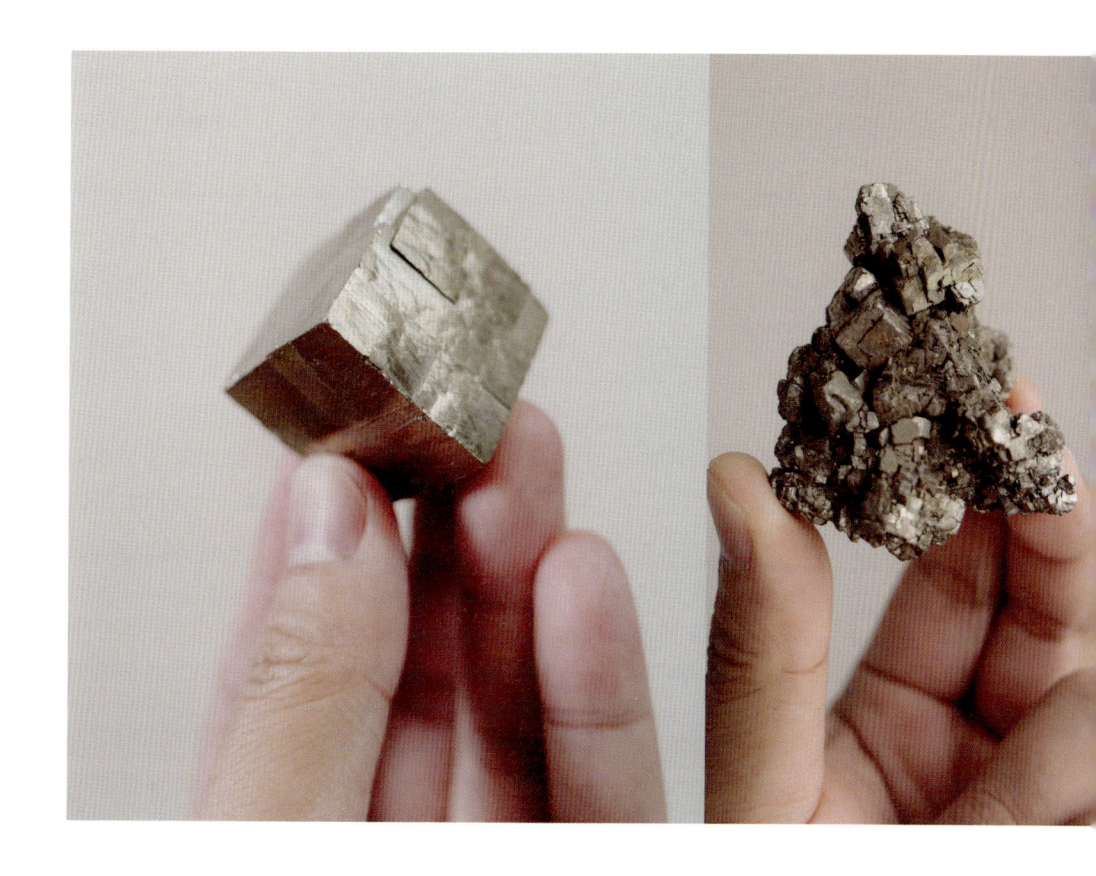

黃水晶

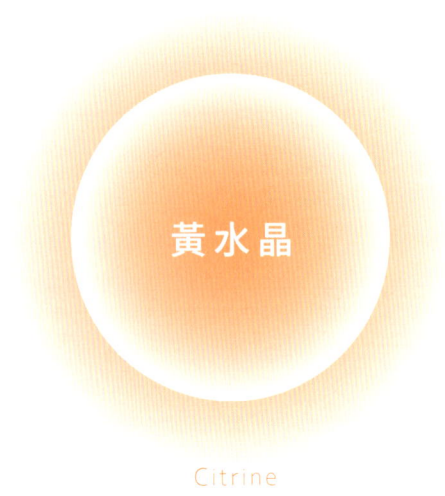

Citrine

淨化方式 ｜ 流水、煙燻、聲音　　　　對應脈輪 → 太陽神經叢脈輪

黃水晶屬三方晶系，是石英家族的一員，化學成分為二氧化矽。天然黃水晶較稀少，因此市面上常見的黃水晶，有些其實是經過加熱處理的紫水晶轉變而成，購買時建議多加留意來源與成色。

在古希臘神話中，黃水晶被視為酒神戴奧尼索斯的眼淚，象徵著歡樂與酒精；在北歐神話裡，則被稱為愛神弗雷婭（Freyja）的金色淚滴，代表對逝去愛情的哀悼；中國古代傳說中，黃水晶又名「老虎眼」，被認為能帶來勇氣與力量，並具有驅邪功效；而在印度文化中，黃水晶與太陽神蘇利耶（Surya）相關聯，被視為能儲存太陽能量的寶石，象徵著生命力與活力。

黃水晶對應人體的太陽神經叢，是一位溫和卻有力的能量夥伴。使用時會感受到如陽光般的溫暖與鼓舞，同時也被視為吸引財富與豐盛的代表性礦石。對我而言，它是一顆讓人感到樂觀、充滿正能量的開朗之石。

進行水晶療癒的基本礦石

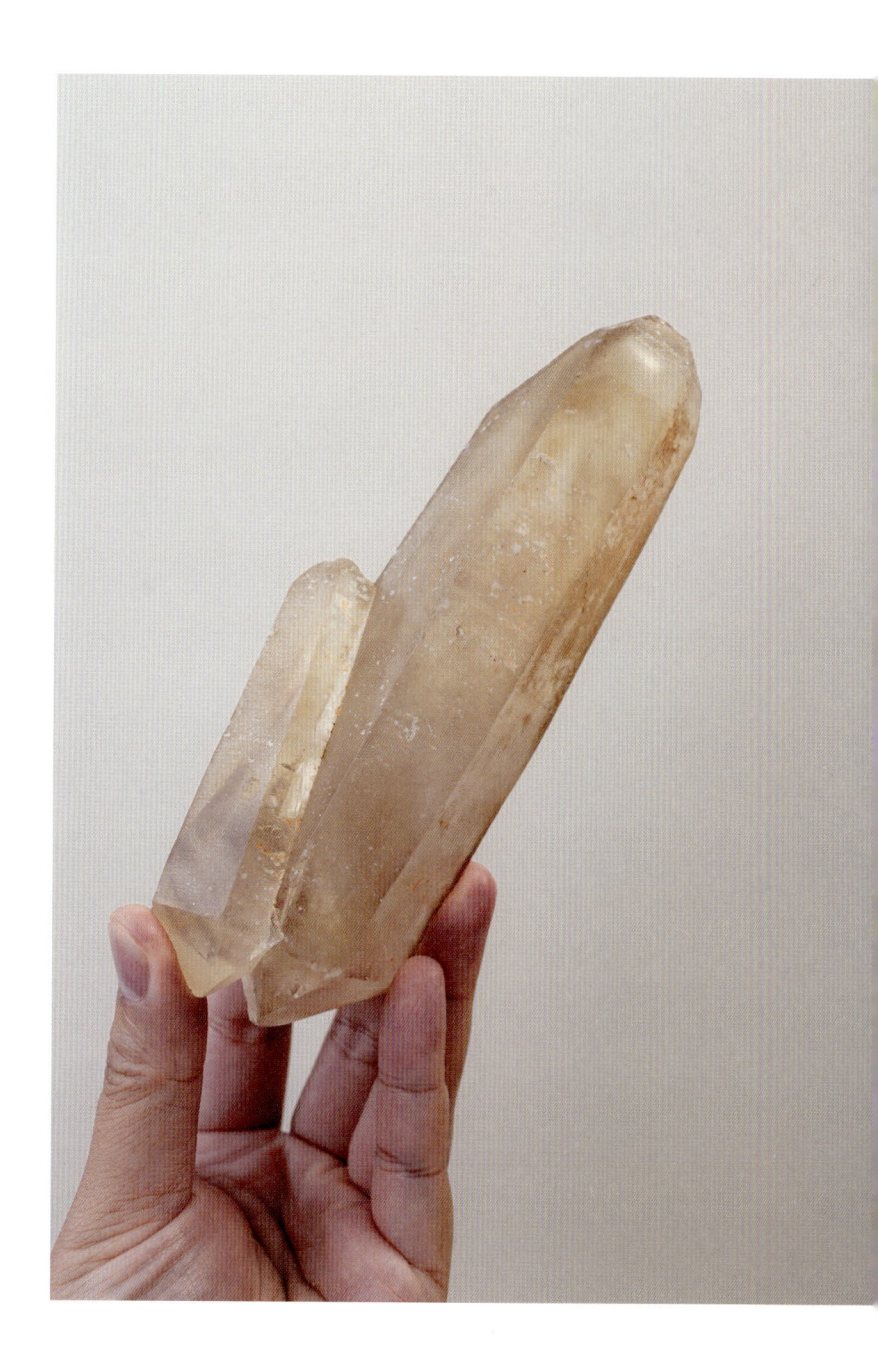

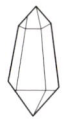

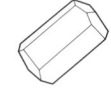

鈦 晶

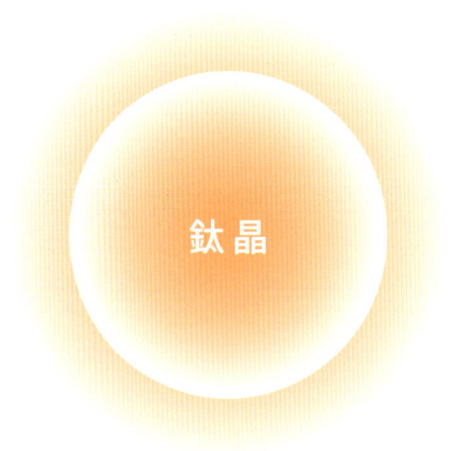

Rutilated Quartz

淨化方式 ｜ 皆適用　　　　　　　對應脈輪 → **太陽神經叢脈輪**

如果想擺脫拖延症、迅速提升行動力，非常推薦使用鈦晶。雖然大家常聽到鈦晶與招財、提升業績有關，但更重要的是，它能先幫助我們提振精神與提升效率，這才是讓整體運勢向上發展的關鍵。

鈦晶是由金紅石與水晶共生而成。金紅石晶體通常呈現金黃色或紅褐色，常以細長的針狀或板狀結構穿插於透明或半透明的石英晶體中，形成極具特色的外觀。鈦晶的能量強大且帶有陽剛特質，對應人體的太陽神經叢，是一股純粹的驅動力量。配戴鈦晶時，會感受到彷彿有人在背後推你一把，讓原本拖延的計畫與任務，突然變得容易執行且充滿動力，可帶來極強的行動效能。

此外，鈦晶對於能量耗竭也有很好的補充作用。當感到精力低落或難以集中時，只要使用鈦晶，就會明顯感受到精神被喚醒，那股活力很可能就是來自鈦晶所釋放的支持力量。

一般淨化被包裹在水晶中的鈦晶（如右圖），適用於所有的淨化方式。但如果是裸露在外的金紅石（如左圖），便建議使用聲音淨化即可，以避免損傷。

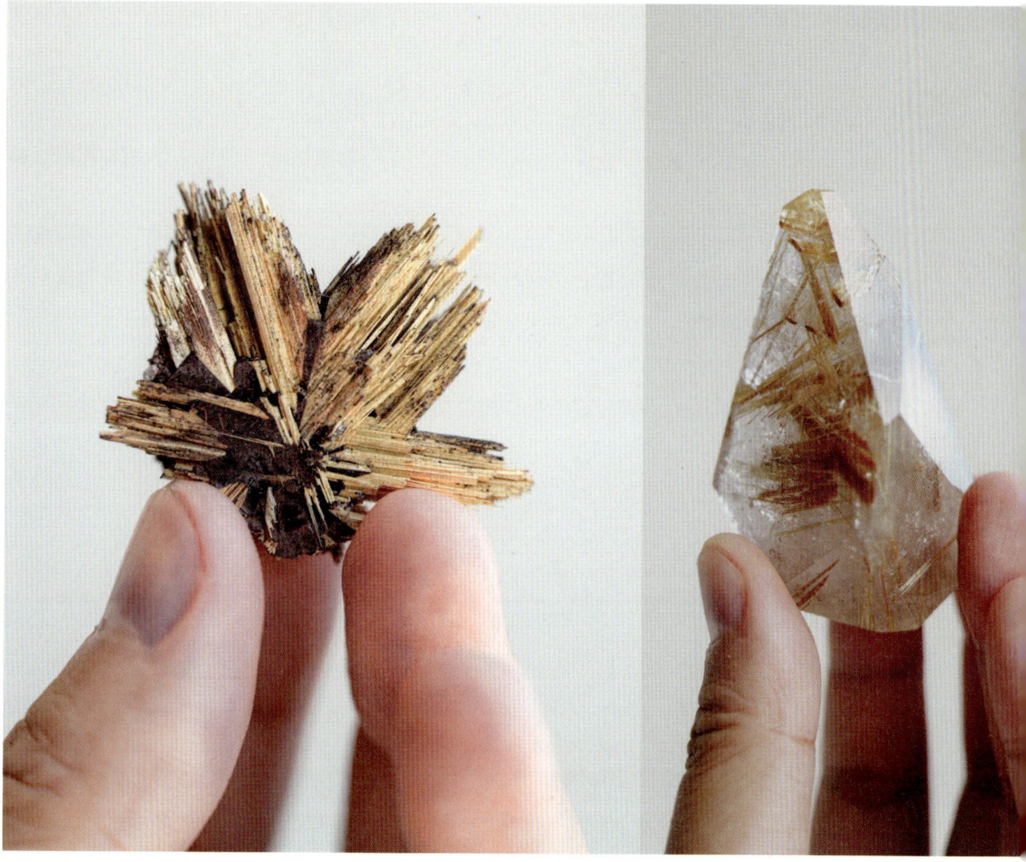

進行水晶療癒的基本礦石

虎眼石

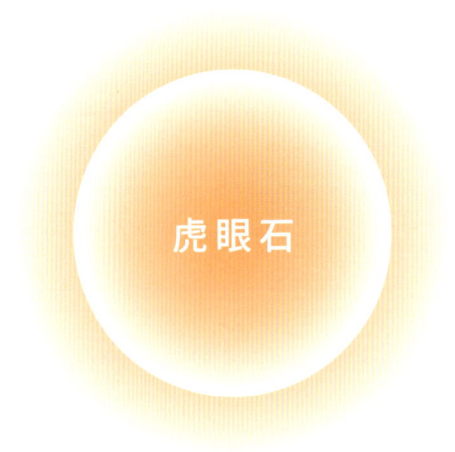

Tiger's Eye

淨化方式 ｜ 流水、煙燻、聲音、日光　　對應脈輪 → **太陽神經叢脈輪**

想要展現氣勢，首選絕對是虎眼石。我常開玩笑說，如果想在辦公室不被欺負，那就戴上虎眼石吧！

虎眼石屬於石英家族，是由藍色青石棉經交代變質作用*逐漸被石英取代，保留了原本纖維狀的外觀。在形成過程中受到氧化鐵的影響，使其呈現出從金黃色到深金棕色的多變色澤，閃耀又迷人。

傳說在古羅馬時期，士兵會在戰場上配戴虎眼石飾品，以提振勇氣並獲得能量保護。而虎眼石在陽光照射下所散發的光澤，就像猛獸的眼睛般銳利有神，給人一種堅定、警覺與威嚴的印象。此外，虎眼石也被認為具有反射負能量、阻擋惡意的能力，是一顆兼具守護與自信的能量礦石。因此在商業交易或談判場合中，可以擺放或攜帶虎眼石，帶來清晰的思維並增強說服力，更能防止自己在談判過程中過於衝動。

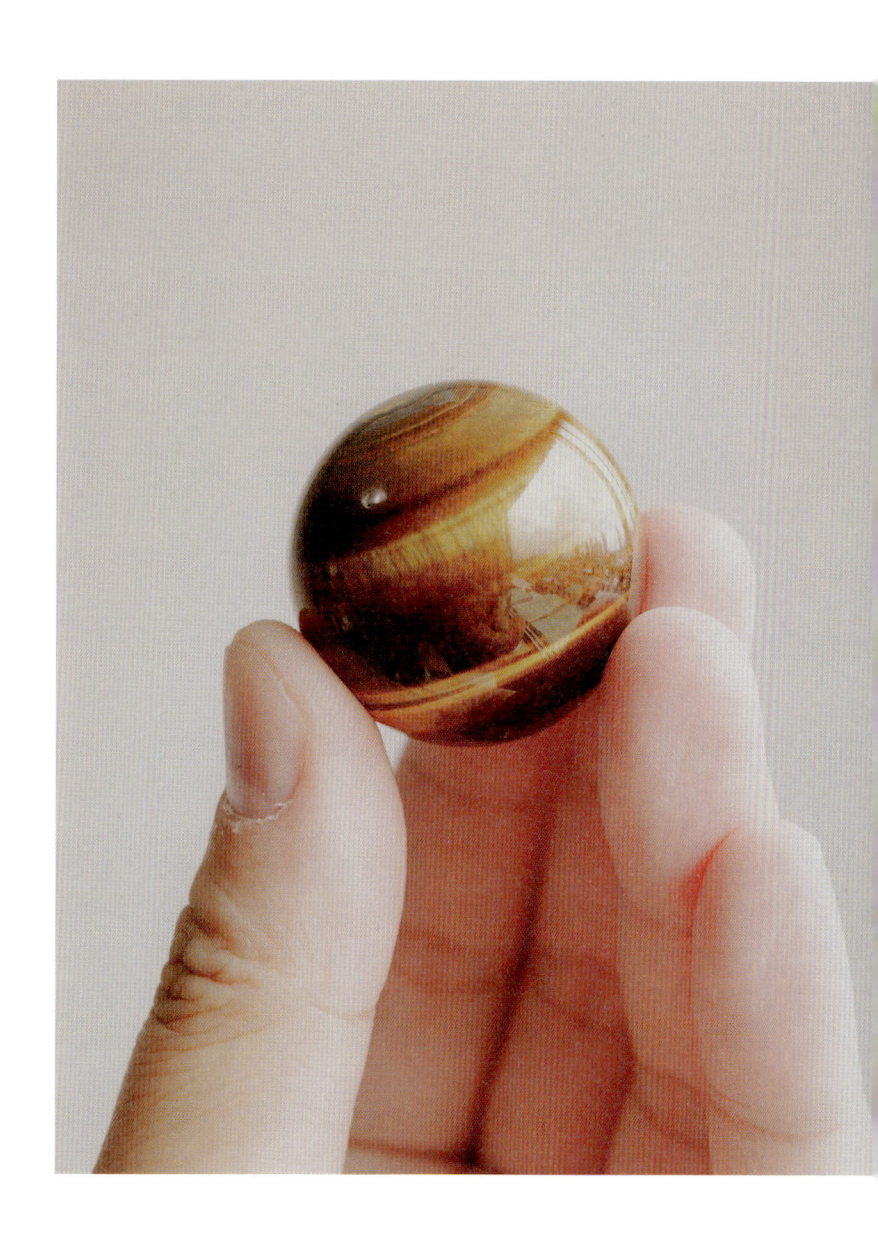

＊ 交代變質作用（Metasomatism）是指岩石在固態下，與活動性流體（如岩漿熱液或深部循環水）發生化學反應，導致原有礦物被新礦物置換，並使岩石的總體化學成分顯著改變。此過程通常發生於地殼中壓力、溫度變化劇烈的環境，流體在開放系統中溶解原礦物並沉澱新礦物，形成新的礦物組合、岩石或礦床。

藍色系礦石

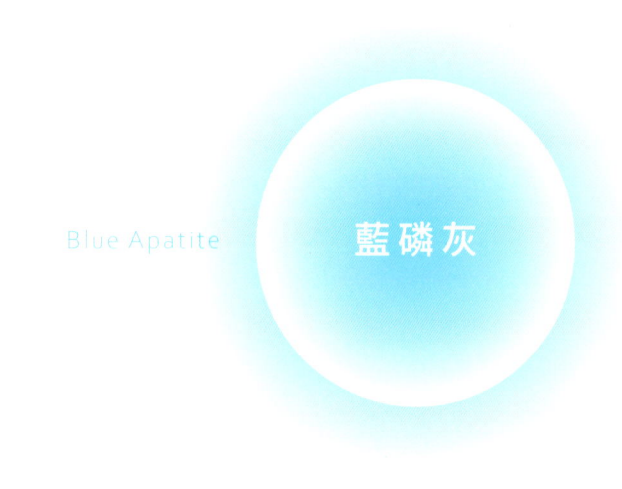

Blue Apatite

藍磷灰

淨化方式 ｜ 煙燻、聲音

對應脈輪 → 喉輪

藍磷灰石是對應喉輪的絕佳夥伴。我常說，當你需要「有組織地把話說清楚」，就非常適合攜帶藍磷灰石。這種有條理的表達能力，有時並非出於自願，而是出於責任──例如在公司或公共場合，你必須站到台前，清楚、有邏輯地傳達工作訊息或發表看法，這時藍磷灰石能在背後默默支持你，幫你穩定表達能量。

磷灰石的摩氏硬度僅為 5，晶體相對脆弱，容易因碰撞或摩擦產生刮痕與裂痕，日常配戴時建議特別小心。此外，它對酸性環境較為敏感，應避免長時間接觸汗水、清潔劑或其他具腐蝕性的物質，以免造成表面侵蝕。作為自然界中最常見的磷酸鹽礦物之一，藍磷灰石的化學組成與人體的牙齒與骨骼相似，因此在科學研究與能量療癒領域中，都被賦予了獨特的意義與價值。

有趣的是，早在西元 1669 年，德國煉金術士亨尼格・布蘭德（Hennig Brand）在嘗試從人尿中提煉傳說中的「哲學家之石」時，意外發現了化學元素「磷（Phosphorus）」。雖然這與藍磷灰石並無直接關聯，但都顯示出磷在自然界與生

命系統中的關鍵角色。

磷灰石的英文名稱為「Apatite」，源自希臘語「Apatao」，意思是「欺騙」。這名稱的由來，是因為磷灰石擁有多種迷人的顏色，尤其是藍色的藍磷灰，曾因其美麗的外觀而被當作寶石的替代品。

在保養與淨化方面，建議使用聲音或煙燻等較溫和的方式，避免礦石受到傷害。

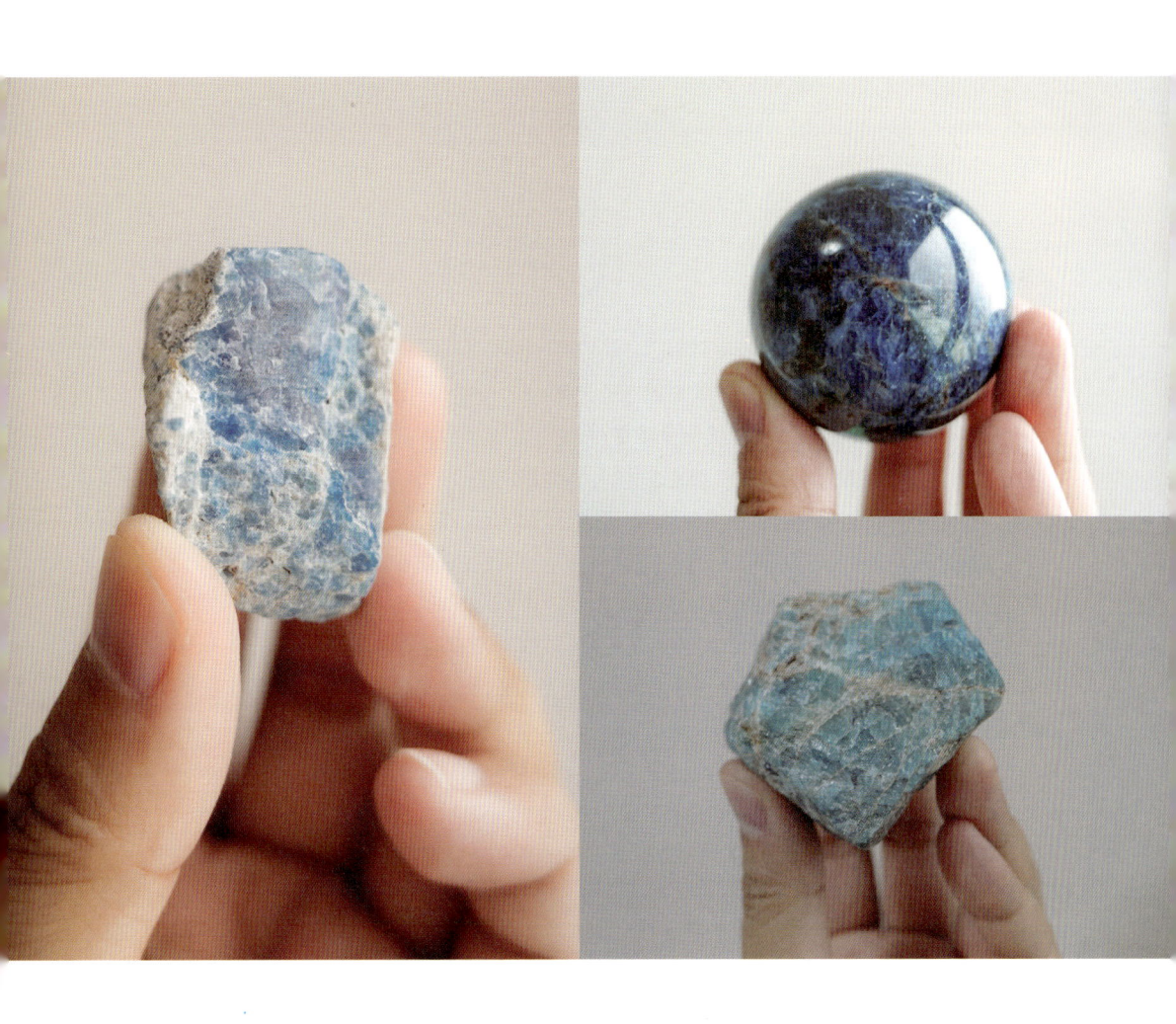

青金岩

Lapis lazuli

淨化方式 ｜ 煙燻、聲音　　　　　　　　　　　對應脈輪 → 眉心輪

青金岩由多種不同的礦物組成，其中包括藍色礦物、方解石、白色礦物以及黃鐵礦。黃鐵礦常以細小的塵粒狀分布在青金岩中，這也是其獨特的識別特徵之一。作為裝飾品，青金岩已有幾千年的歷史，是一種極受喜愛的礦石。

青金岩對應眉心輪，能幫助使用者在謀略、策劃與觀察事物時獲得啟發與靈感。特別是青金岩中的方解石與黃鐵礦，使其能以冷靜、宏觀的視角，並以穩定的自信進行規劃。由於青金岩在物質、情緒、心智和靈性層面上具有良好的協調和平衡作用，能幫助使用者保持冷靜，順暢地表達立場和觀點，更深刻地理解自己和事物的各種面向。

青金岩擁有悠久的歷史，在多個古代文明中都備受重視。古埃及人將它當成法老的陪葬品，認為它具有保護作用；美索不達米亞的蘇美人則將其視為神聖之物，相信它能帶來好運；在印度文化中，青金岩與重要的神祇息息相關，被認為能提升人的精神境界。古代中國人也對這種寶石心懷敬意，認為它象徵著天界；在道教文化

中，它更是被視為與天地溝通的媒介。

使用聲音淨化最不容易傷害礦石；煙燻淨化時，請記得不要靠礦石太近，避免不小心燻黑。

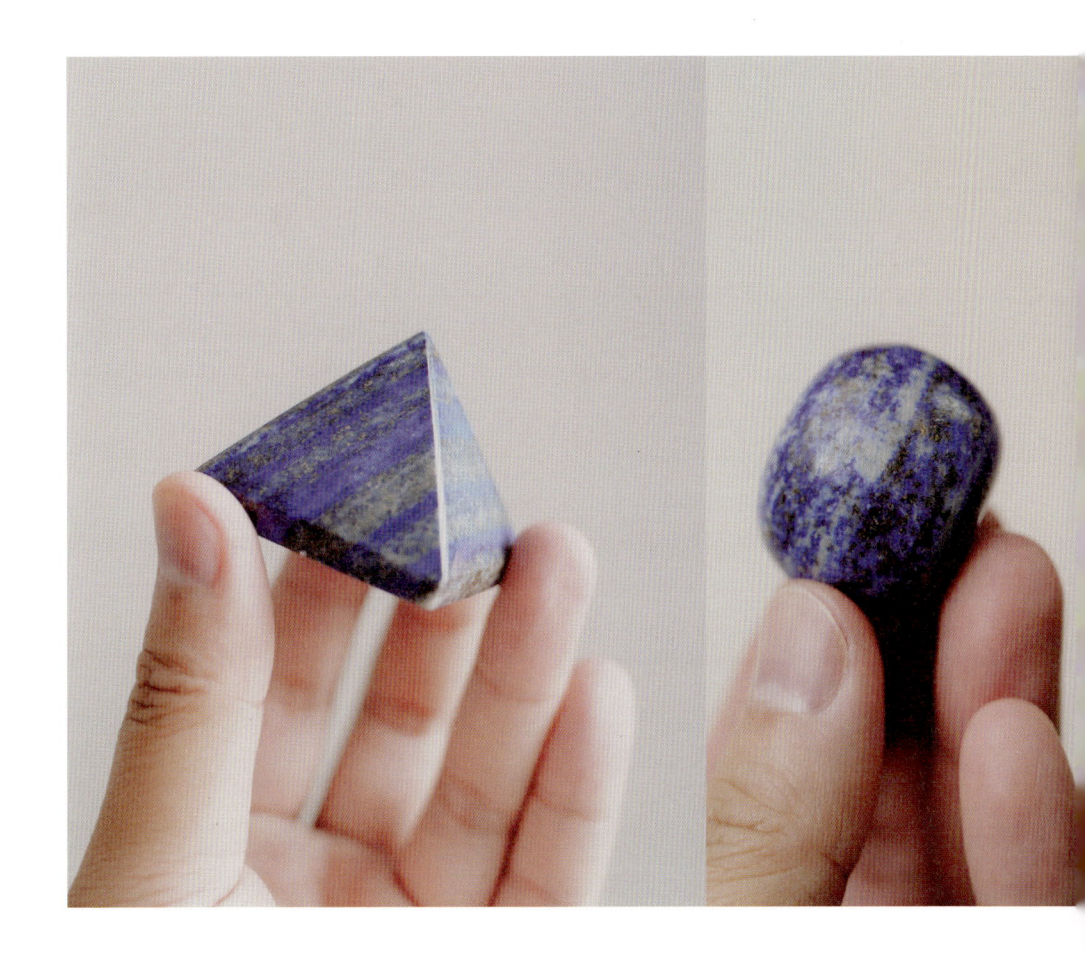

藍晶石

Kyanite

淨化方式 ｜ 煙燻、聲音　　　　　　　　　　對應脈輪 → 喉輪

藍晶石原礦的硬度會根據晶體的不同方向而有所變化，我們稱這種狀態為「刀片狀晶體」。沿著晶體平行方向測試硬度約為 5，但沿著晶體較短的方向測試硬度可達 7。這種有趣的特性使得藍晶石被稱為「二硬石」。

藍晶石對應喉輪，能幫助使用者冷靜地表達自己的需求，並解決過於固執或鑽牛角尖的思考方式。有些人稱藍晶石為「冷靜之石」，從我過去的使用經驗來看，確實非常有效。因此，如果你需要平和地表達自己的想法而不帶情緒，藍晶石是一個很好的選擇。

在身心靈領域中，藍晶石有助於協調和冥想，以及幫助擺脫對命運的盲目認知或無情業力的束縛。它能協助你理解自己在創造當前狀況中所扮演的角色，平衡過去的需求，進而支持揚升過程。

進行水晶療癒的基本礦石

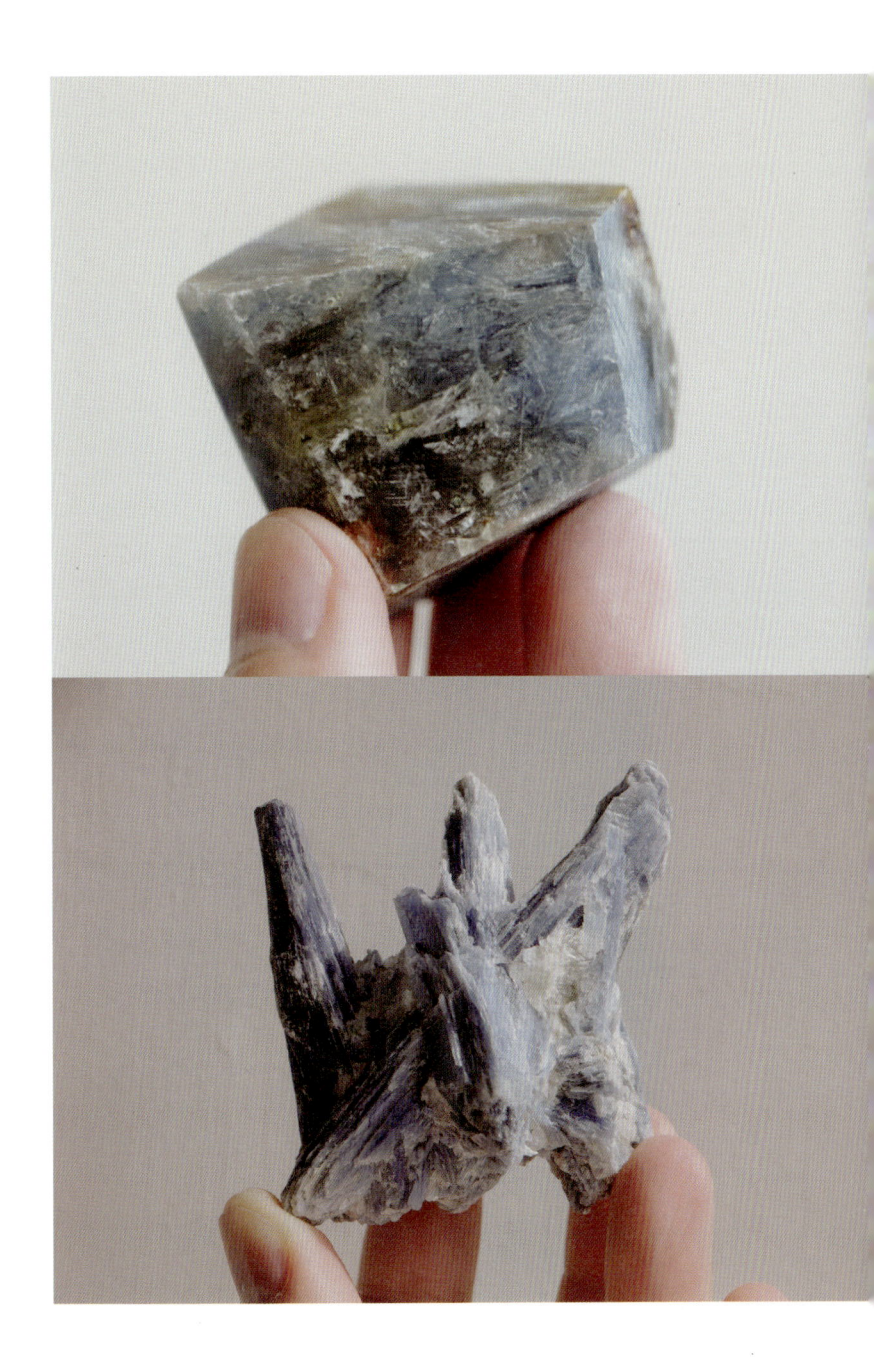

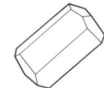

海藍寶

Aquamarine

淨化方式 ｜ 流水、煙燻、聲音　　　　　　　　對應脈輪 → 喉輪

我最喜歡的旅遊礦石就是海藍寶。古羅馬人認為它來自美人魚的寶庫，水手們配戴它作為護身符以避免海難；中世紀的歐洲航海員，則將海藍寶石雕刻成海神尼普頓（Neptune）的形象，祈求航行平安，相信它能平息風浪；在東方傳統中，海藍寶石被視為「安全旅行石」，旅行者配戴它以祈求遇到善緣。這種信仰延續至今，讓許多現代旅行者仍喜歡攜帶海藍寶，尋求心靈的平靜與旅途的順遂。海藍寶溫和的藍色，被視為象徵平靜的海洋和晴朗的天空，不僅代表著旅途順利，還被認為在陌生環境中有助於與人溝通。

海藍寶是六柱石（Beryl，或稱綠柱石）大家族的一員，其中礦石內的「鐵」元素是其呈現藍色的主要致色元素。鐵元素能幫助恢復較為虛弱的精氣神，將能量調整至正面、健康的振動頻率。

海藍寶對於敏感體質的人尤其具有吸引力，能激發對他人的包容與理解。它有助於克服挑剔的思維模式，為那些被壓力困住的人提供支持，同時激勵人們主動承擔自

己的責任。這顆寶石還能培養正直、堅毅和充滿活力的性格，並協助打破陳舊且阻礙成長的負面模式。

除了保護旅途平安外，海藍寶還對應喉輪，有助於表達與溝通。當你詞窮時，可以試著使用海藍寶來幫助自己清晰表達。

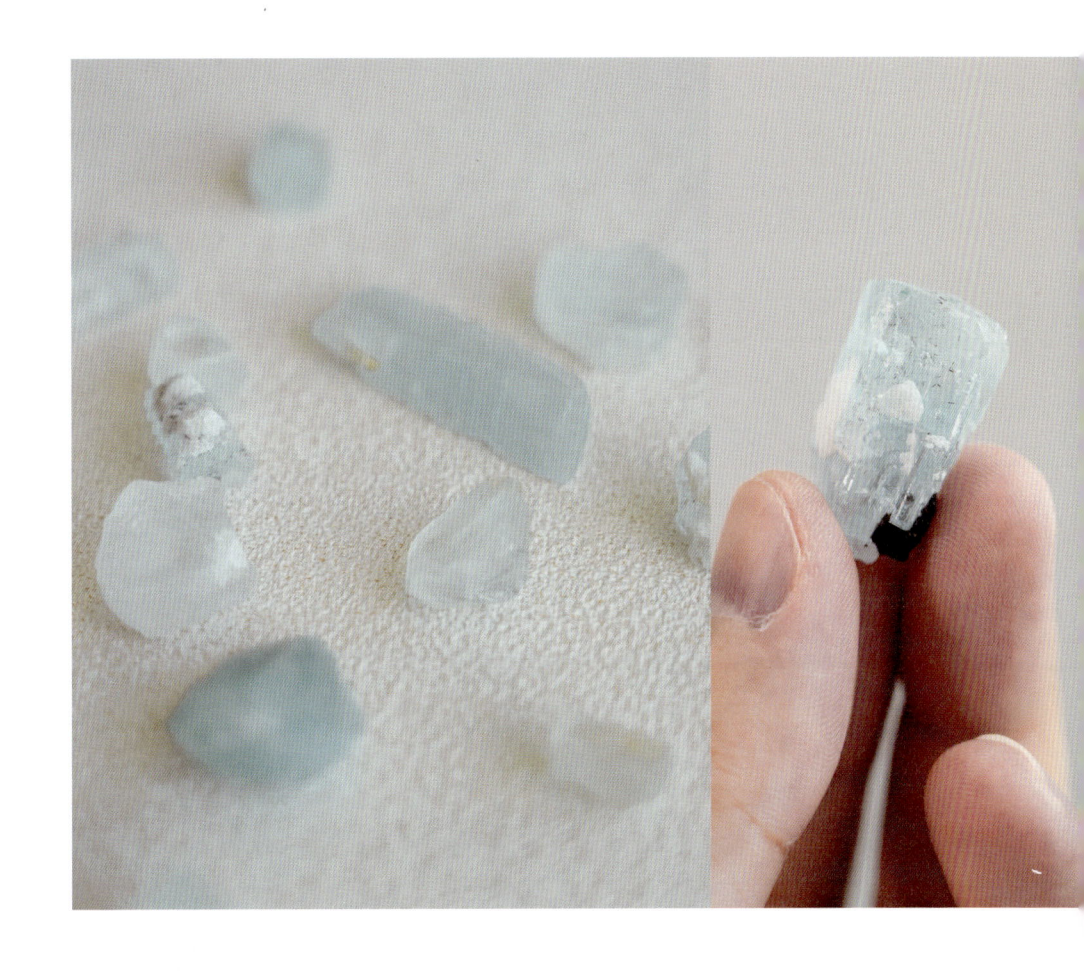

綠色系礦石

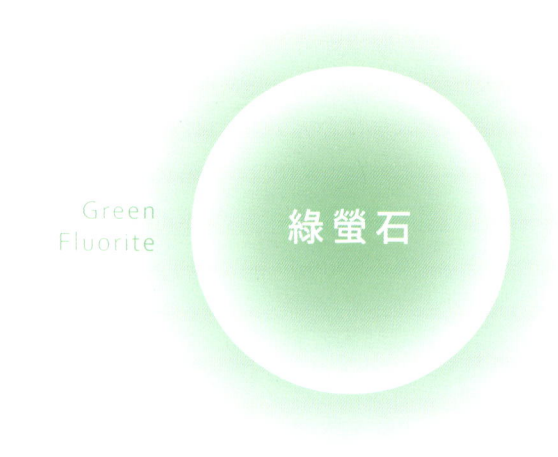

綠螢石

Green Fluorite

淨化方式 ｜ 流水、煙燻、聲音

對應脈輪 → 心輪

螢石的顏色非常多樣，其中我特別想介紹綠螢石，因為那是我擁有的第一顆礦石，當時它給予了我很多的幫助。螢石又被稱為「智慧之石」，據說能幫助使用者提升思考的清晰度與靈活度。

除了紅色和黑色較為少見之外，其他顏色的螢石都相對容易取得。不過，螢石的硬度只有約 4，屬於比較容易損壞的礦石。我剛開始接觸礦石時，經常隨身攜帶螢石，因為不了解硬度的相關知識，結果讓螢石受了不少損傷。

螢石因其獨特的光澤和迷人的色彩，在世界各地的文化中都留下了美麗的傳說。在古羅馬，人們相信螢石是月亮的碎片；北美的原住民，則說它是從天上落下的星星；在中世紀的歐洲，人們認為螢石能夠驅散失眠和噩夢，擁有神奇的療癒力量。

中國的傳說特別動人。相傳東海龍王的女兒愛上了一位凡人漁夫，卻被父王強行帶回海底，永不得相見。公主心碎得無法自拔，淚水不斷落入大海，經過千年的沉

澱和海水的轉化，最終這些淚水變成了美麗的螢石。據說，螢石中隱隱閃爍的光芒，正是公主對愛情的思念和眷戀。

印度的傳說則與智慧女神薩拉斯瓦蒂（Saraswati）有關。她是藝術、音樂與知識的象徵。相傳她彈奏樂器時，旋律化作星光灑落人間，凝結成螢石。人們相信，螢石能增強智慧與靈感，因此許多學生在考試前會配戴螢石飾品，祈求女神的庇佑。

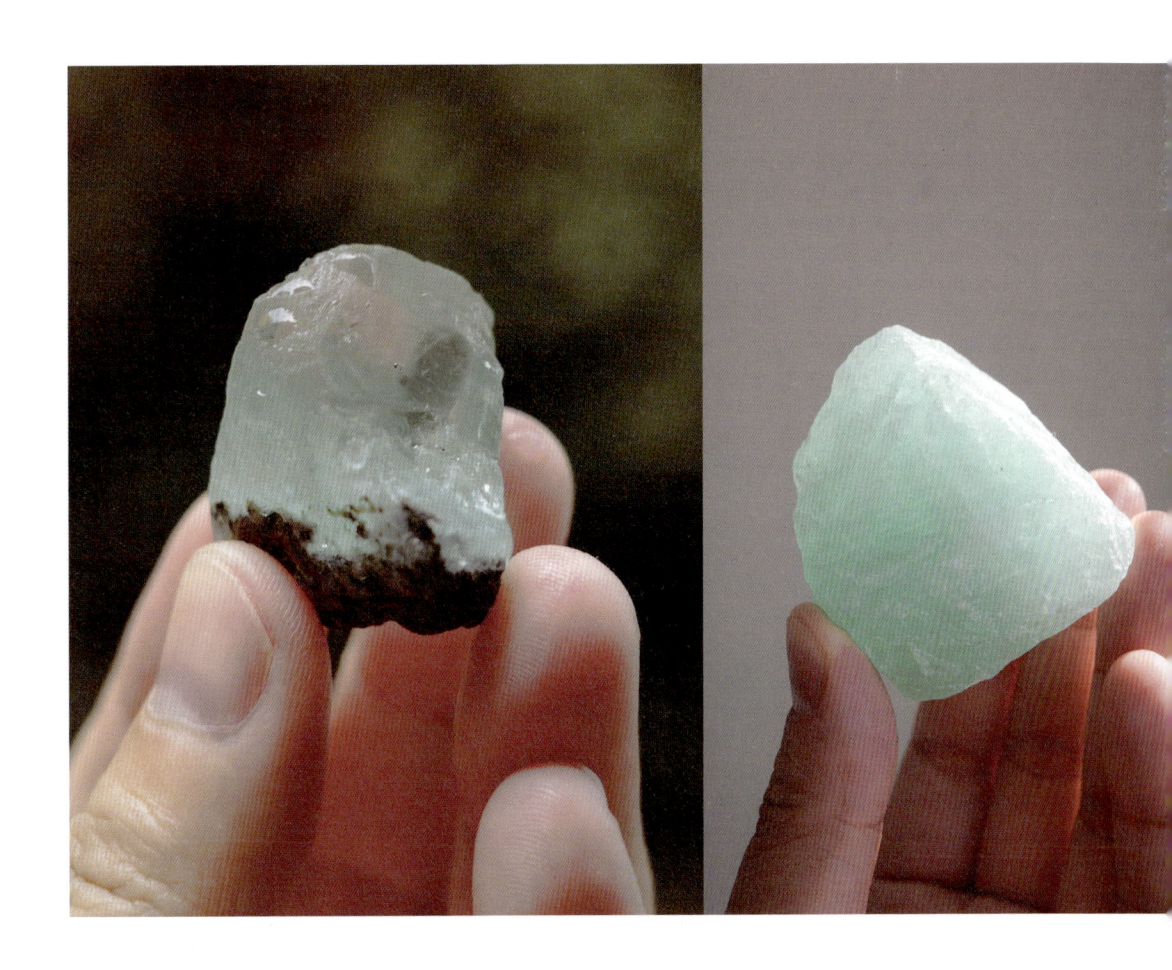

橄欖石

Peridot

淨化方式 ｜ 流水、聲音　　　　　　　　　對應脈輪 → 心輪

古埃及人們相信，橄欖石擁有太陽之神「拉（Ra）」的太陽神力，因此經常將橄欖石鑲嵌在護身符中，認為如此一來便可保護配戴者免受黑暗力量的侵襲。當你感受到自己最近的能量低落時，可以隨身攜帶橄欖石保護自己。

橄欖石呈淡黃綠到深綠色，帶有油亮的光澤，依不同產地會有各異的晶體形態，常見以晶體碎片或滾圓的卵石模樣出現。硬度約為 6.5，在配戴或攜帶時只要注意避免碰撞，算是相當好照顧的礦石。

橄欖石對應心輪，能帶來穩定且高頻的療癒能量。由於它常出現在火山活動地區，也蘊含著強大的火元素能量，能加速內在能量的啟動與轉化，特別適合需要提振氣場或恢復元氣的人。此外，橄欖石還有助於釋放憤怒與怨懟，減輕嫉妒與壓力，幫助人們更清楚地看見自己的命運方向與未來目標，是一種兼具療癒與轉化力的寶石。

進行水晶療癒的基本礦石

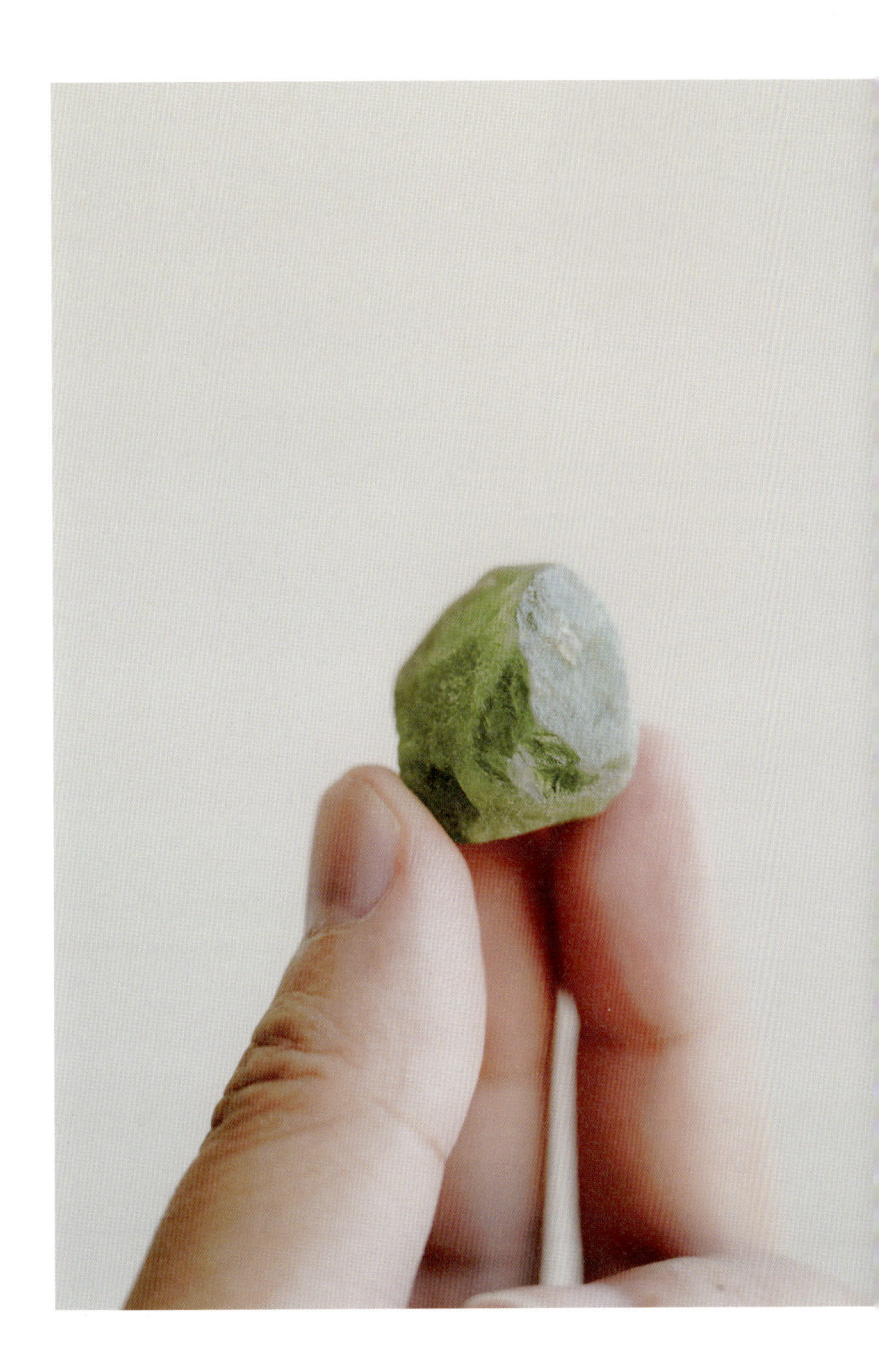

綠東陵石

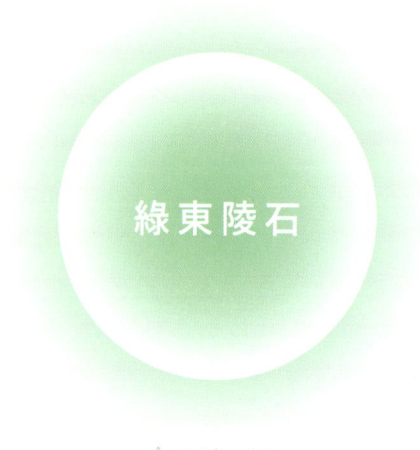

Aventurine

淨化方式 ｜ 流水、聲音　　　　　　　　對應脈輪 → 心輪、喉輪

身為石英家族的一員，綠東陵石是一種相當美麗的礦石。它是由石英顆粒組成的岩石，內部共生著綠色的鉻雲母，仔細觀察，便會看到礦石裡閃爍著迷人的光芒。

綠東陵石又被稱為「機會之石」，也是財富的象徵。對於在職場打拼的朋友來說，有助於升遷與加薪，帶來更多機會與好運。此外，它對心輪也有很好的舒緩效果。很多人會問我：「上班時適合配戴什麼礦石？」我通常會推薦綠東陵石，既帶來好運，也能讓心情保持平穩愉快。

進行水晶療癒的基本礦石

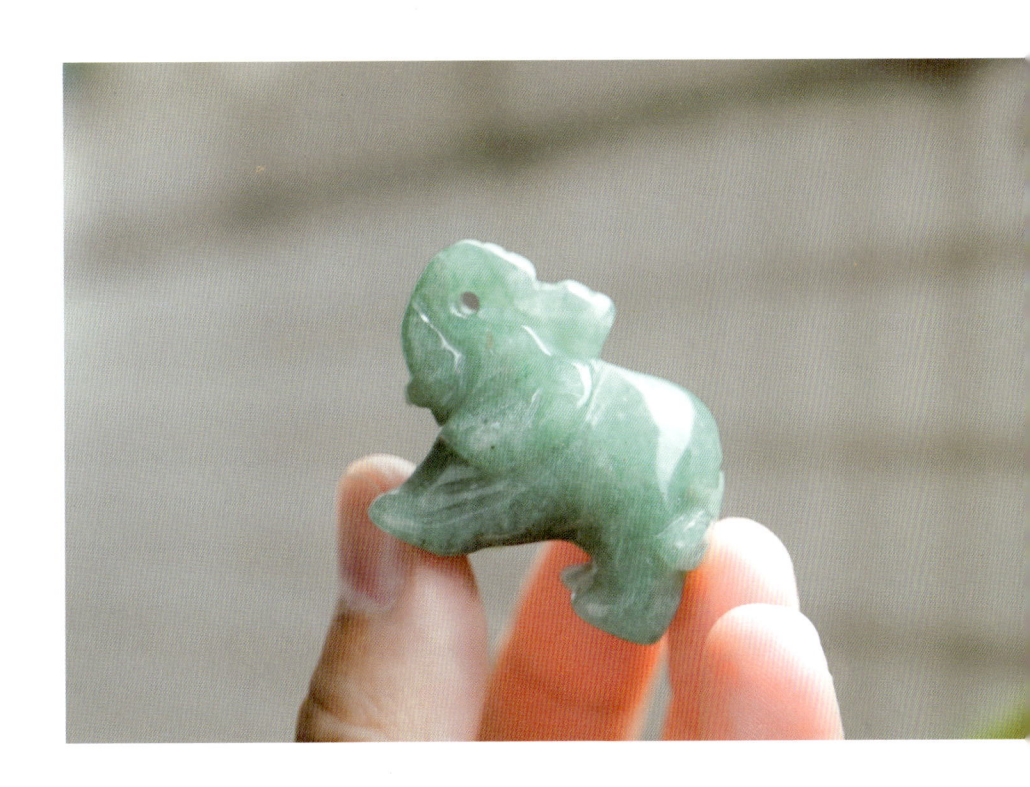

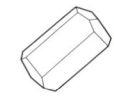

天河石

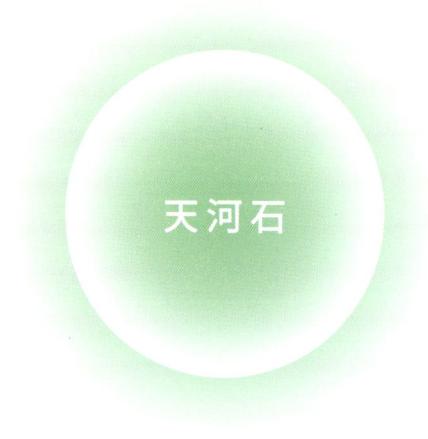

Amazonite

淨化方式 ｜ 流水、煙燻、聲音　　　　　　　對應脈輪 → 心輪、喉輪

藍綠色調的礦石，總是令人愛不釋手。天河石屬於長石家族，色調從藍綠到綠色，非常迷人。細看時，有時會發現來自白色條帶與解理*面反光所產生的閃光效應。

對我來說，天河石是一塊私藏的幸運礦石。它能療癒心輪與喉輪，幫助內在平衡，並開啟第三眼，提升直覺力。它也能化解過度敏感的情緒與脈輪阻塞，舒緩內在的創傷與擔憂，讓你接收到宇宙的愛，勇敢邁向目標。

* 解理（cleavage）是指晶體材料在外力作用下，沿著晶體結構中特別弱的平面裂開，形成光滑的裂面。這種破裂方式不同於沒有固定方向的斷口，因為它反映了晶體內部結構的方向性差異，也就是各向異性。解理只會發生在有規則晶格結構的晶質材料中，但不是所有晶質材料都有明顯的解理。像鑽石和螢石雖然在光學上看起來均勻，但它們的晶體結構中存在著特定弱面，使它們能沿這些方向整齊裂開。解理是鑑別礦物和寶石加工時非常重要的特性。

進行水晶療癒的基本礦石

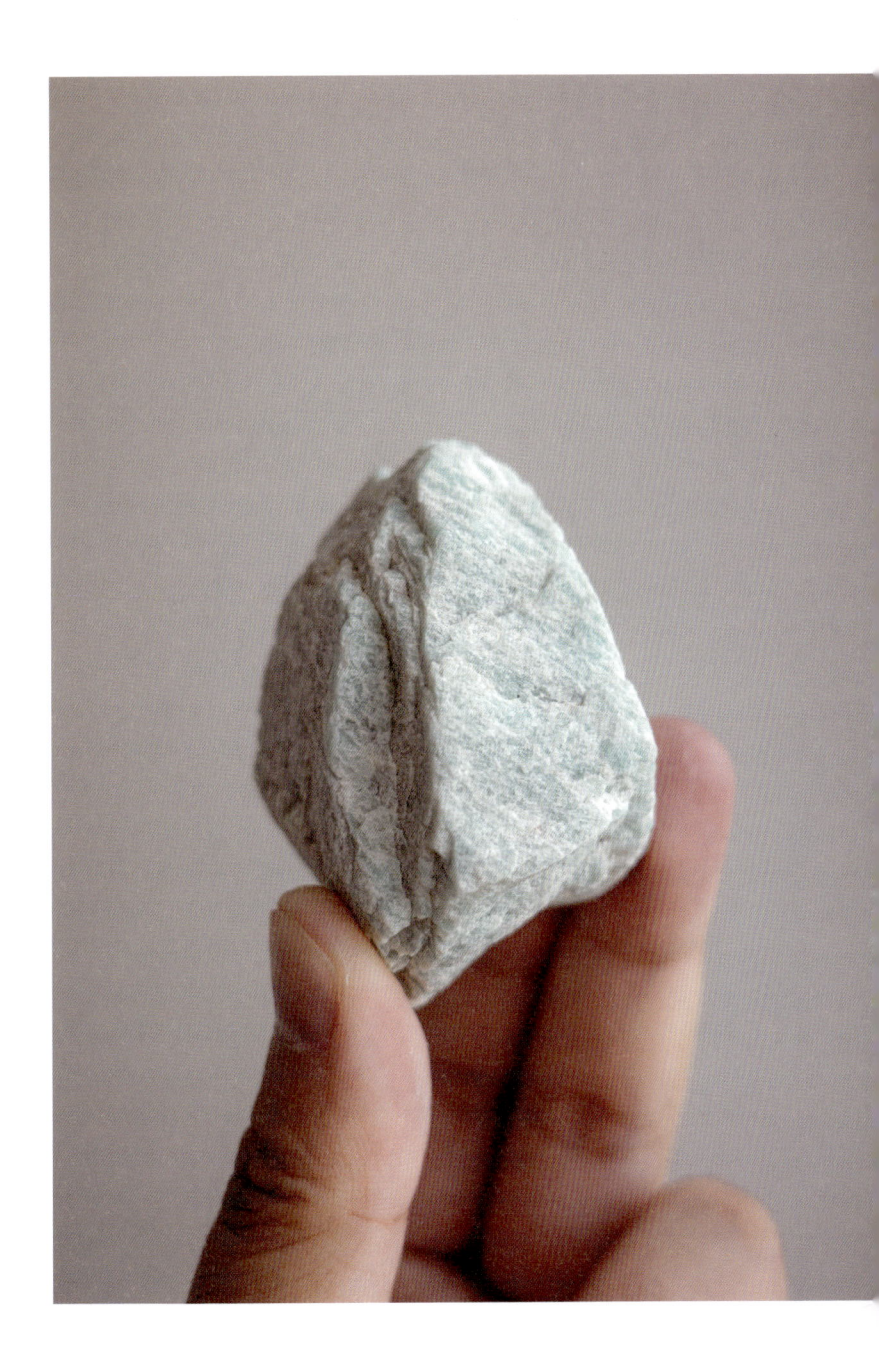

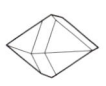

其他

✴

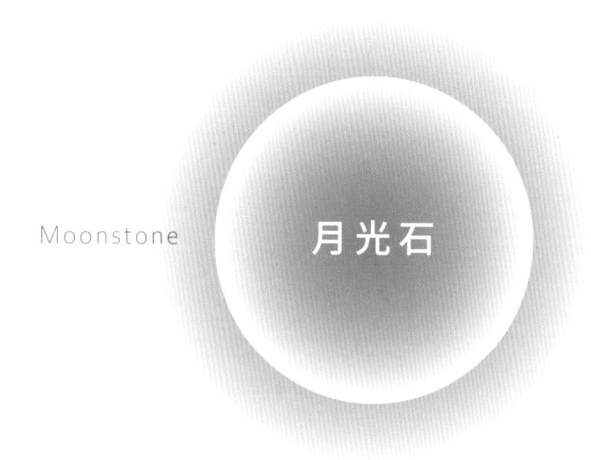

Moonstone　月光石

淨化方式｜流水、聲音

對應脈輪 → 頂輪

月光石的顏色十分多樣，從無色、白色、粉紅、橙色、黃色到灰色都有。其中最具代表性的，就是藍色或銀白色的暈彩光，常見於無色或白色底色的月光石上。當你將月光石放在手上把玩時，可能會看到呈現藍色至銀色色調的變化。這樣的效應是因為月光石內部不同類型的長石層交錯排列，其光線反射所產生的效果。

月光石這個神祕又迷人的寶石，在世界各地的神話中都有著不凡的地位。想像在亞瑟王的宮廷裡，魔法師梅林手中握著一塊月光石，如同魔法鏡子，能看見千里之外的情景。國王與騎士們圍繞在側，仰賴這塊神石掌握王國局勢，宛如擁有古代的千里眼。

在地中海彼岸，羅馬人將月光石與月亮女神黛安娜（Diana）連結。傳說夜晚當女神漫步森林時，腳下會遺落閃耀的月光石。獵人們將此收集起來，祈求夜間狩獵的好運與敏銳感官；而在東方的阿拉伯沙漠，月光石更被視為天堂的碎片。傳說這是亞當與夏娃被逐出伊甸園時所帶出的聖物。在星光閃爍的夜裡，人們凝視著手中的月光石，彷彿能望見失落的天堂。

來自不同文化的神話雖然各異，卻都映照著人們對智慧、自然與永恆的渴望。無論作為魔法工具、神靈恩賜，或天堂遺物，月光石總是巧妙的連結著現實與夢想。

如此美麗的寶石，特別適合在夜晚冥想時使用。藉由月光石柔和的能量，不僅能帶來預示夢境的力量，還能幫助我們靜下心來傾聽內在的聲音，進而舒緩現實壓力對心靈的擠壓，達到內在的平衡。因此，若你擁有月光石，不妨多留意夢中傳遞的訊息；當你需要冷靜下來，或渴望被溫柔擁抱時，它會是很好的療癒夥伴。

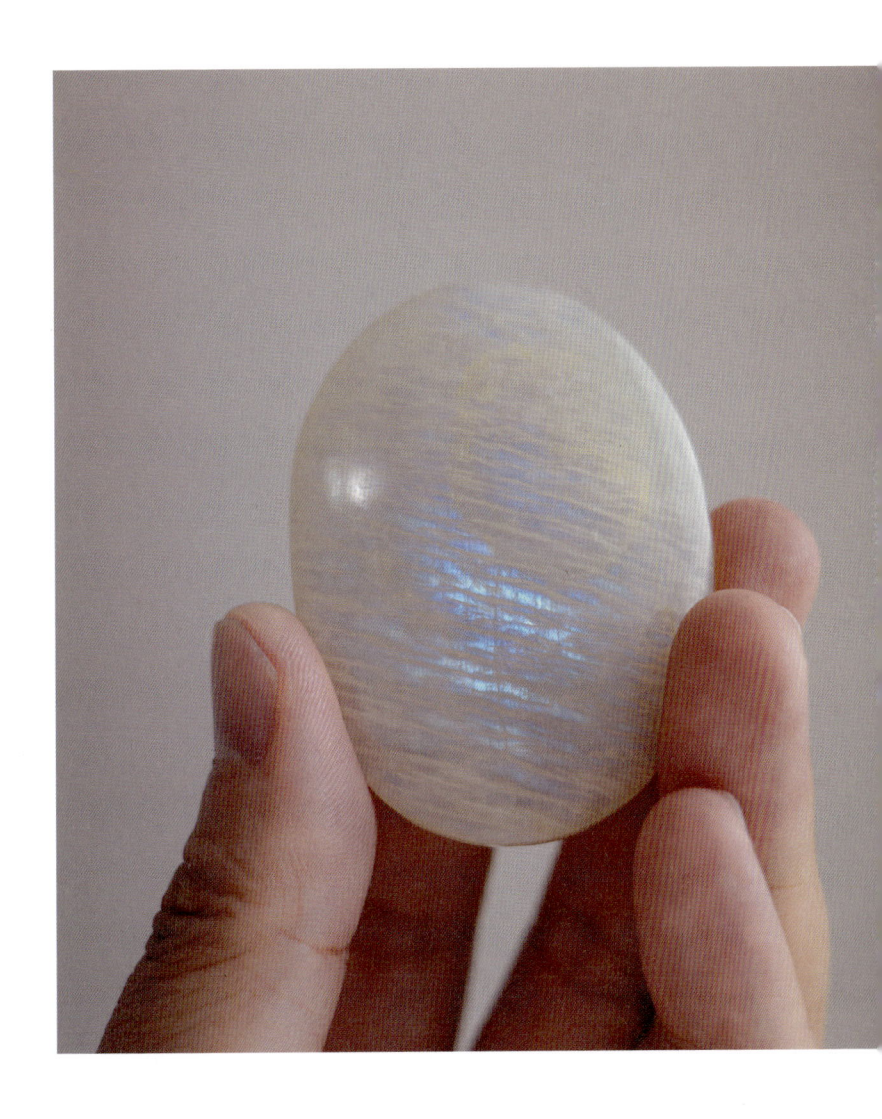

拉長石

Labradorite

淨化方式 ｜ 流水、煙燻、聲音　　　對應脈輪 → **頂輪、眉心輪、喉輪**

拉長石，是一種色彩多變的不透明礦石，常見於深藍到灰色調，有時也能看到接近無色、黃色、棕色甚至紫色的變化。市面上常見的「彩虹月光石」，其實就是美麗的拉長石喔！

作為長石家族的一員，拉長石由兩種不同類型的長石共生分層組成，裡面可以看到的黑色，可能是黑色鈦鐵礦的晶體。

拉長石於18世紀在加拿大拉布拉多地區（Labrador）被發現，算是相對近代才被認識的礦石。在芬蘭，人們稱它為「光譜石」，並流傳著一段動人的傳說：北歐眾神為了保護人類，將這種礦石賜予世人。當危難來臨時，拉長石會發出閃耀光芒，為迷途者指引方向，並驅散黑暗中的邪惡。因此，在芬蘭，拉長石被視為護身符，象徵守護與勇氣。

如果你正處在人生的低谷，感到迷惘，不妨試著借助拉長石的能量來尋找靈感與力量。建議在書寫日記（最好用紙筆）或冥想時，誠實地寫下你的憂慮與困惑，或試著跳脫情緒來觀察自己的內心。這時，拉長石的能量將悄悄介入，幫助你看見方向，補足內在所缺的力量。

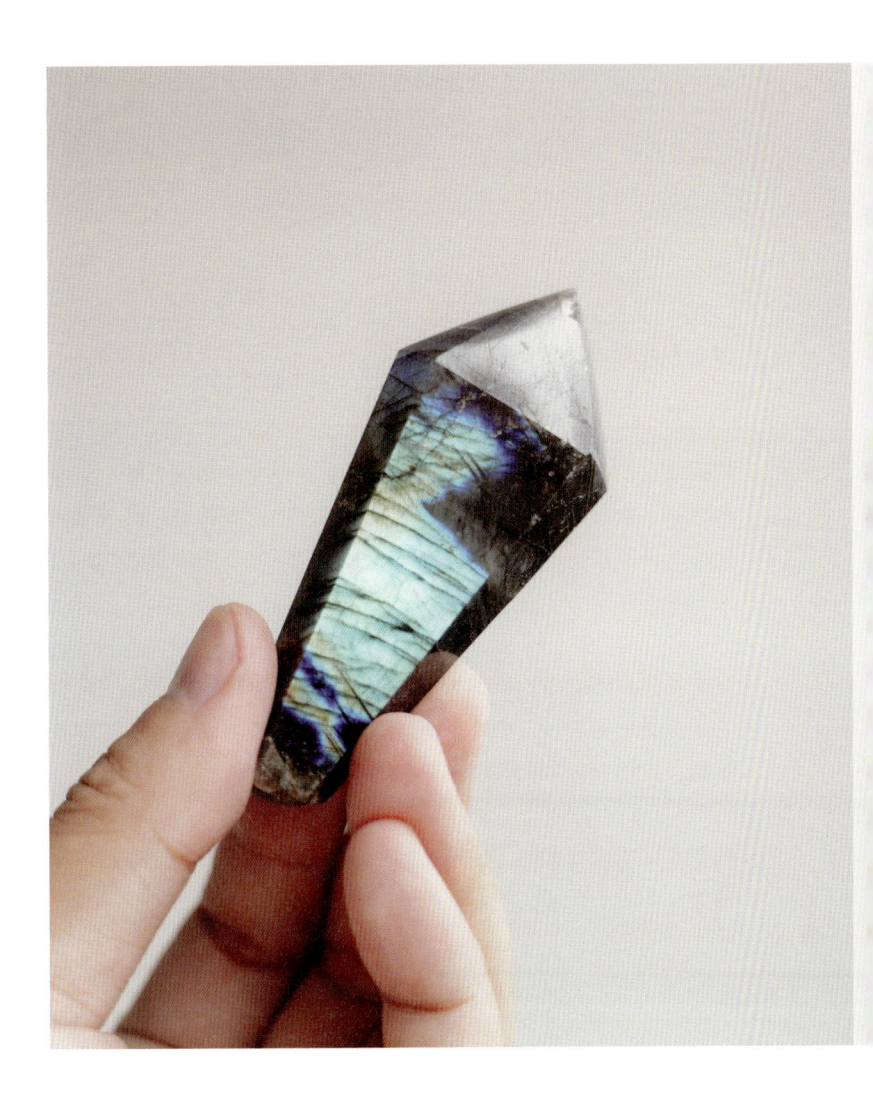

熊貓瑪瑙（埃及瑪瑙）

Panda Agate

淨化方式 | 皆適用　　　　　　　　對應脈輪 → 頂輪、海底輪

熊貓瑪瑙的主要產地在戈壁灘，因其自然形成的圓潤外型，又呈現白色和褐色相間的色彩，故被暱稱為「熊貓瑪瑙」。經歷長時間的風化與日曬雨淋，逐漸形成質地堅硬、外型獨特的瑪瑙。近年來，由於其可愛又具辨識度的外觀，越來越受到晶礦收藏家的青睞。

我常推薦熊貓瑪瑙給身邊的朋友，因為它在幫助睡眠方面有著驚人的效果。據說，它能驅散惡夢、穩定情緒，讓整體睡眠狀態更加安穩，擺放在床邊或枕頭下，都很不錯。我個人則習慣睡前握在手中，會感到特別安心。

熊貓瑪瑙相當好照顧，幾乎適用於各種淨化方式。若要推薦一種，我會選擇最簡便的流水淨化，不僅效果佳，也十分方便。

進行水晶療癒的基本礦石

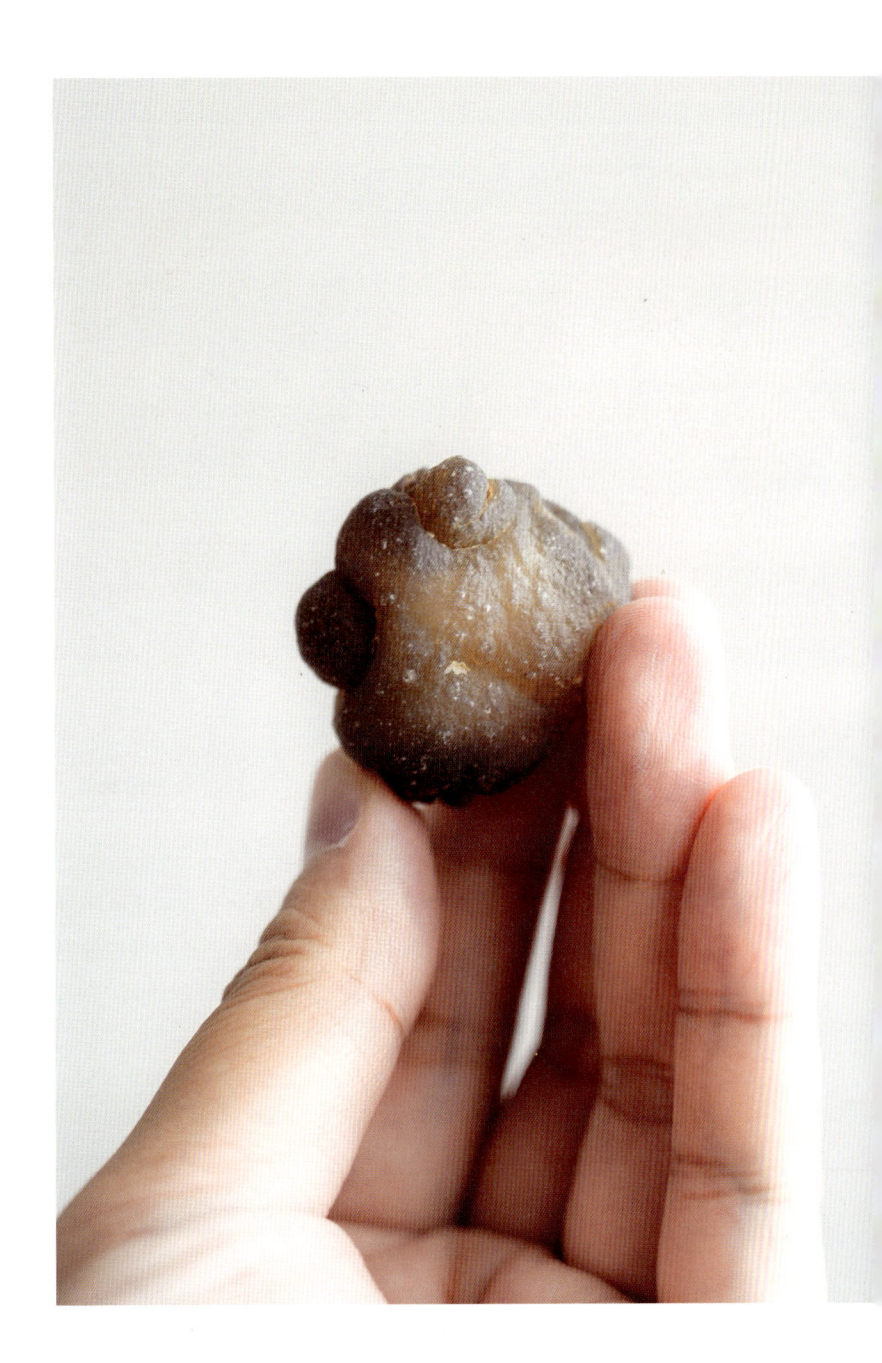

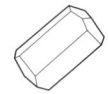

93

方解石

Calcite

| 淨化方式 | 聲音 | | 對應脈輪 → | 喉輪、心輪 |

在都市生活中，我們經常面對來自各方的壓力，讓人感到喘不過氣。這時，我會推薦放鬆效果極佳的礦石——方解石。方解石的主要成分是碳酸鈣，對於舒緩積壓已久的固著能量特別有效。這些能量就像廚房裡的頑垢一樣，不及時清理會越來越難處理。

方解石有許多美麗的樣貌，既有晶體和晶簇，也常見解理後形成的菱面體形狀。顏色相當豐富，包含透明、白色、黃色、粉紅、藍色等，甚至也會有條帶狀的方解石。順帶一提，大家熟知的「冰洲石」其實也是方解石的一種。

不同顏色的方解石對應不同的脈輪，各有不同的使用方式。如果將方解石放在對應的脈輪位置，能有效幫助該脈輪放鬆。不過使用時，記得在石頭與皮膚之間墊上一層薄布喔！

- **無色方解石**：對全身脈輪都有放鬆效果，帶來和諧與穩定的能量。
- **藍色方解石**：對應喉輪，有如鬆開枷鎖般，幫助順暢表達，讓人感到如釋重負。
- **粉色方解石**：支援心輪，帶來「放下」的力量，幫助情緒釋放。
- **黃色方解石**：對應太陽神經叢，協助看清自我狀態，緩和過度逞強的自尊心。

要注意的是，除非是已經雕刻成型的產品，否則方解石的硬度較低，容易損壞，使用時務必小心。淨化建議選擇聲音淨化，既溫和又安全。

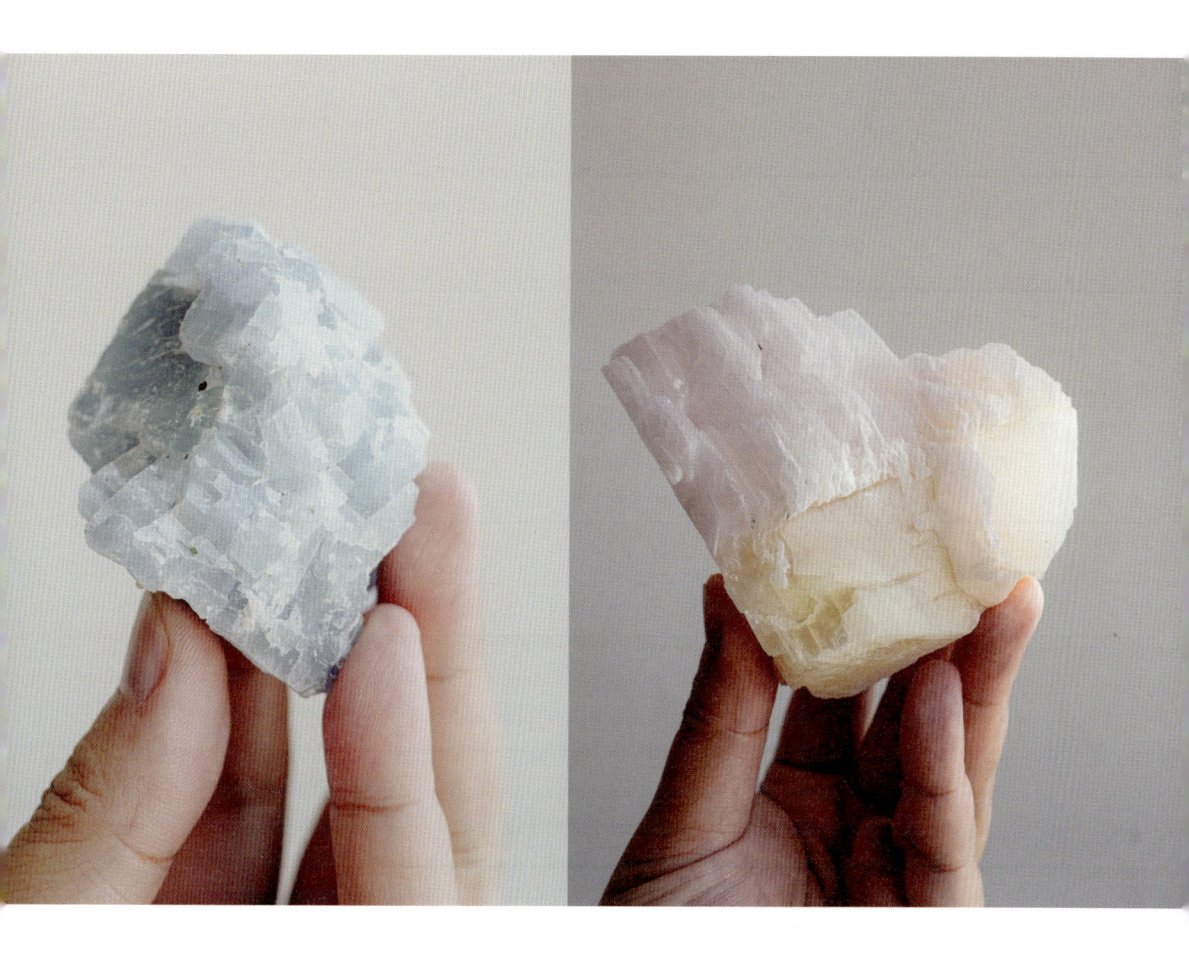

水草瑪瑙

Moss Agate

淨化方式 ｜ 流水

對應脈輪 → 喉輪、心輪

又稱為苔瑪瑙（Moss Agate），我個人私心非常喜愛這種礦石，所以想好好地介紹它。石英家族種類繁多，五花八門，但在這麼龐大的成員當中，我最偏愛的就是水草瑪瑙。它不僅外觀迷人，更帶有一種獨特的魅力與深刻的能量，總讓人不自覺地想更靠近它一些。

水草瑪瑙是一種含有綠色礦物包裹體（如綠泥石、角閃石等）的玉髓變種，有時還會夾雜鐵或錳氧化物，形成棕色或黑色的樹枝狀紋路。拿在手上的觀察，會發現它內部的紋路錯綜複雜且獨一無二，甚至藏著一些小晶洞，讓整顆礦石更添層次感。當你靜靜把玩水草瑪瑙時，會感覺到內在多了一股向前的力量，像是被輕輕推了一把。那份來自大地的穩定與再生能量，正是水草瑪瑙帶給人的獨特感受——一種象徵希望與新生的力量。

如果你感覺生活有些停滯不前,想要重新出發或讓自己有積極的轉變,不妨將水草瑪瑙當作隨身攜帶的主力礦石。不僅能幫助你的能量達到平衡,最棒的是,它會提供一股重生的力量,讓人煥然一新,吸引豐盛和美好的事物進入生活當中。水草瑪瑙真的是一種多功能的礦石,既帶來安定又充滿著無限可能。

而水草瑪瑙在照顧上也非常方便,只需要使用流水沖洗即可。

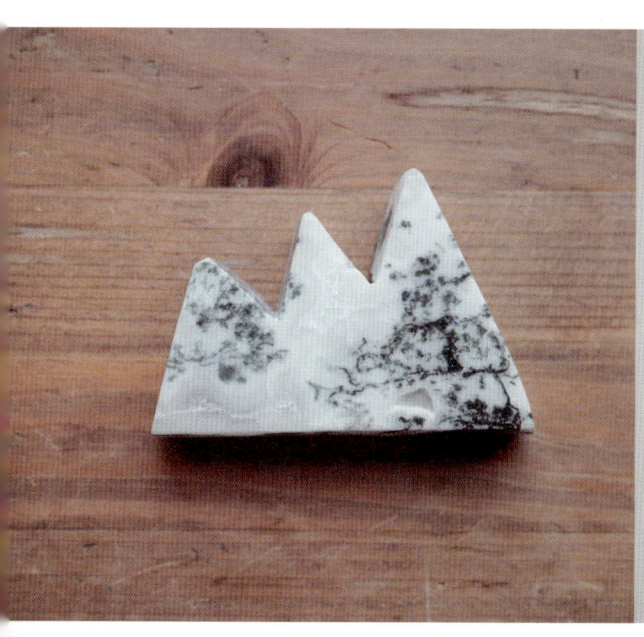

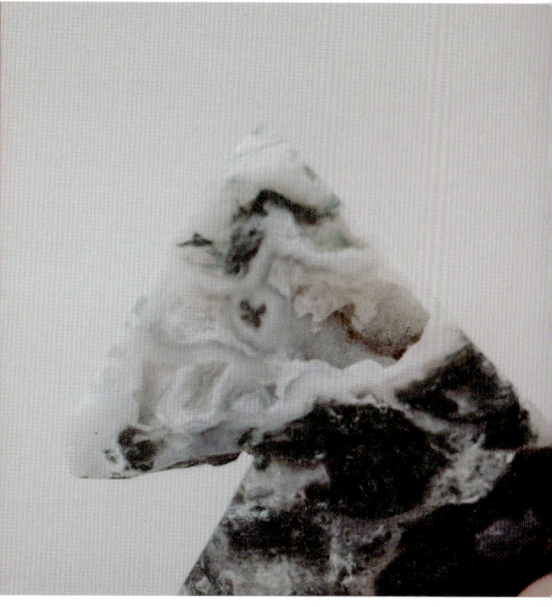

膠花水晶

Hematoid Quartz

淨化方式 ｜ 流水、煙燻、聲音、月光

對應脈輪 → 紅膠花：海底輪｜黃膠花：太陽神經叢
錦鯉膠花：太陽神經叢、臍輪和海底輪

水晶在礦石的形成過程中，往往是最後生成的礦物之一，因此常常會包裹住其他礦物或元素。例如幽靈水晶、髮晶等，就是水晶在生長過程中包覆其他物質所形成的結果。

膠花水晶則是因為水晶本身存在裂隙，鐵礦沿著這些裂隙滲入其中，最終形成不規則的花樣。我覺得膠花水晶的內部就像層層面紗，錯綜複雜卻優雅自然，展現出獨特的美感。膠花水晶依顏色可分為紅膠花水晶、黃膠花水晶與錦鯉膠花水晶。從色彩來看，它們對應的脈輪分別為：

- **紅膠花水晶**：對應海底輪，能為使用者帶來穩定的安全感，幫助認識自身的價值與美好，並提升內在的安全意識。（如圖Ⓐ）
- **黃膠花水晶**：對應太陽神經叢，有助於增強自信、提升貴人運，是一顆兼具招財

與強化人際關係的理想礦石。（如圖Ⓑ）

- **錦鯉膠花水晶**：最具代表性的特徵是紅、黃兩色交織，有時甚至可見橙色光澤。它同時對應太陽神經叢、臍輪與海底輪，臍輪的能量支援能激發使用者的熱情與喜悅。當這三個脈輪失衡時，人往往會感到麻木、失去方向，而錦鯉膠花水晶正是整合三種能量的理想之選，特別適合在這種時候使用。

由於膠花水晶中的鐵已經被白水晶包裹，除了太陽照射的淨化方式以外，其他方式都很適合。

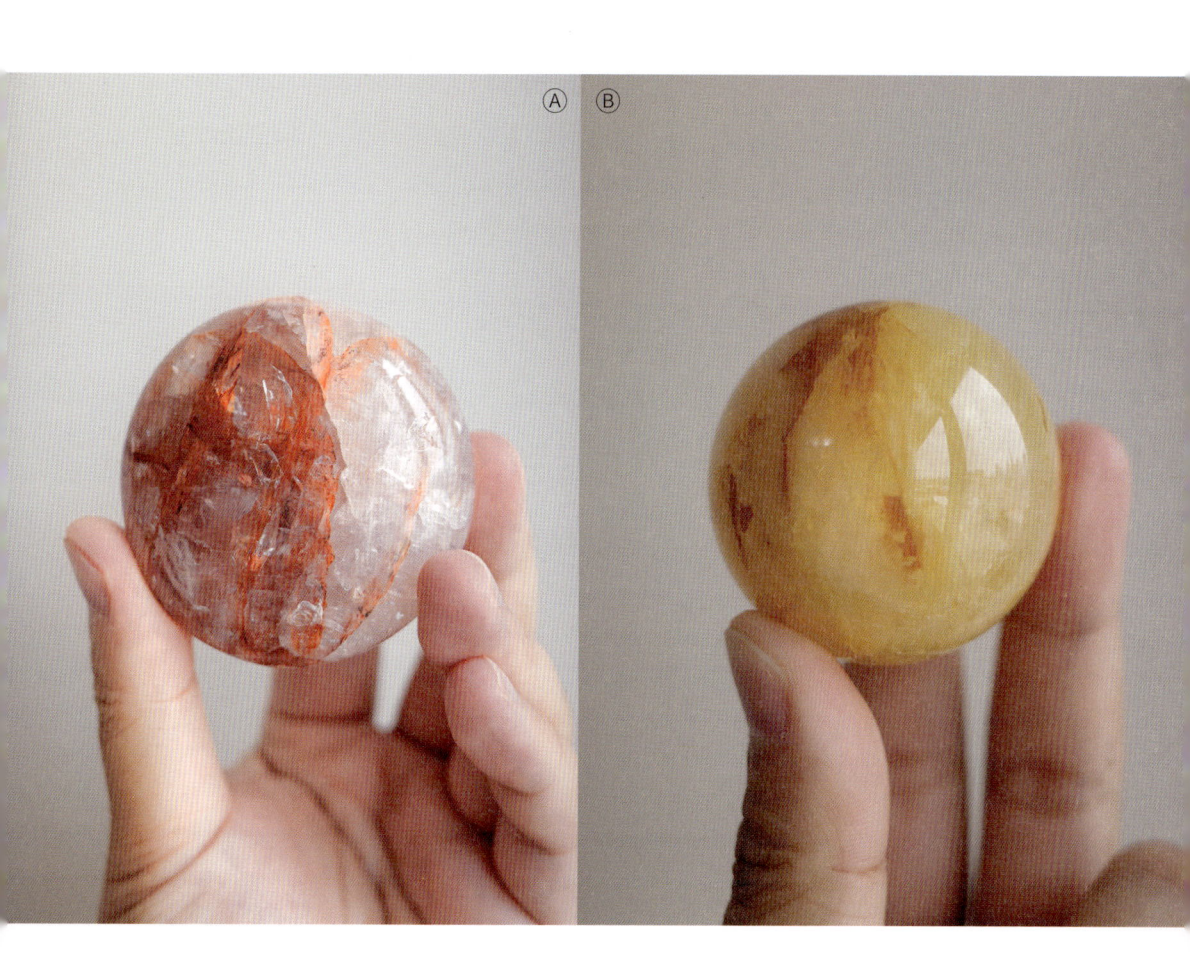

Ⓐ Ⓑ

進行水晶療癒的基本礦石

水晶形態與
能量擴散的關係

水晶的形態多樣，無論是原石、晶體還是雕刻品，每種形態都有其獨特的能量。如此多變的選擇，常讓眾多使用者在進行療癒時感到困惑，不知道該如何選擇最適合的形態。每種水晶形態都有不同的特性和效果，以下將針對各種不同形態的水晶，來說明其能量擴散的效果和使用上的特色。

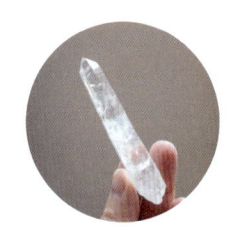

單尖水晶

單尖水晶有一個明確的尖端，可以在你需要能量或排除負面能量時使用。尖端朝外時，可以排除能量；尖端朝內時，可以將能量導入身體。柱狀雕刻件即適用於這個選項。

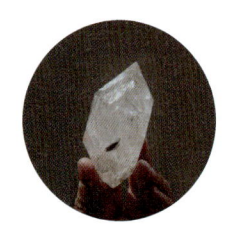

雙尖水晶

雙尖水晶的兩端皆呈尖狀，如常見的閃靈水晶與赫基蒙水晶，能同時從兩端吸收或釋放能量。這類型的水晶有助於平衡身心，並在不同能量點之間建立連結。它們能吸收負面能量、打破舊有的限制與模式。當放置於眉心輪上時，雙尖水晶更能強化感知力與能量感應。

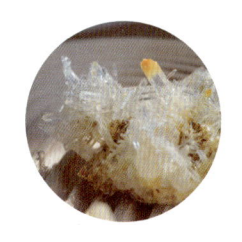

水晶簇

多數水晶晶柱共同生長在同一礦石基座,能夠向周圍環境散發能量,也具備吸收負面能量的作用。它們常被用來淨化空間或其他水晶。我常形容它像是一根 Wi-Fi 天線,可將能量擴散至整個環境之中。

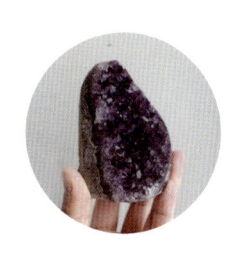

晶洞

晶洞就像一個自然的小能量庫,內部充滿水晶尖端,能量在這裡被收集並放大。由於晶洞圓潤的形狀,讓這些能量變得柔和而持久,緩緩釋放,正好為需要的人提供支持。它們不僅能保護使用者,還能促進成長,成為靈性旅程中的好夥伴。由於能量釋放的緩慢特性,晶洞常被人們用來作為守財招財的工具。但要記住,晶洞內部容易積灰塵,需要定期清理,否則就會失去效果。

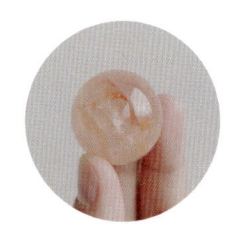

球體

水晶球通常是由較大塊的水晶雕刻而成,因此這種類型的水晶礦石成本較高,也需要精心挑選材料製作。由於是雕刻製作,水晶球內部可能會有一些平面或小瑕疵。球體形狀的水晶礦石能均勻地向四周發散能量,有助於能量在時間中流動,非常適合用來練習觀察過去或未來。這樣的探索過程常見於占卜。若想讓環境中的能量更加圓滑、滋潤,水晶球會是不錯的選擇。

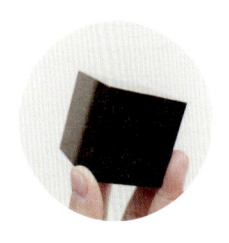

方形

方形水晶因其穩定的結構，能有效將能量聚集在其內部，創造出穩定和平衡的氛圍。這種方正的形狀特別適合用來加強意圖，使其更加清晰明確，同時也有助於幫助使用者保持腳踏實地、穩定情緒。尤其在需要集中注意力或增強內在力量時，方形水晶能提供穩固的支持。像螢石和黃鐵礦這些天然方形礦石，還具有吸收負能量的特性，可將不利的能量或情緒轉化為正面能量。因此，它們是淨化環境的理想選擇，並能為心靈帶來積極的影響。無論是用於冥想、能量療癒，還是日常的能量保護，方形水晶都能發揮深層的作用，是一個充滿力量的存在。

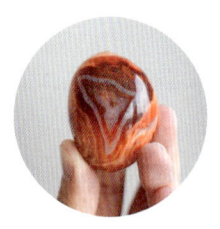

蛋形

蛋形或稱把玩的礦石形態，能有效限制和塑造能量，用來檢測並重新平衡身體中的阻塞。較尖的一端常被當作有用的按壓工具。這種形狀的礦石特別適合在面臨壓力時使用，能夠幫助釋放壓力。我之前常常推薦大型的阿富汗玉把玩石，這也是我在情緒高漲時，最喜歡的陪伴幫手。

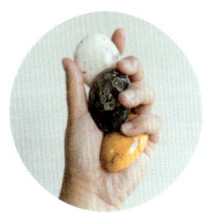

無特定形狀

能量可以快速流過的無特定形狀礦石水晶，它們的作用強大，效果立竿見影。常見的有黑曜岩原礦、隨形雕刻件，都屬於這個範圍。

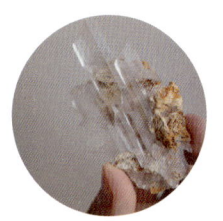

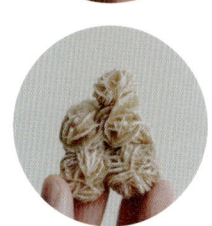

層狀

層狀或板狀水晶（如鋰雲母）能在多個層面上同時發揮作用，因為它們會分層散布能量。這些水晶的能量有助於深入了解事物的根源，並從多方面解析自己的狀態。它們能協助避免因過度執著而無法自拔，讓人從情緒的困境中解脫，輕鬆呼吸。

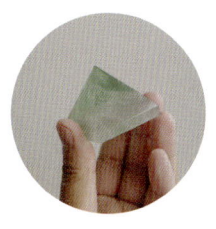

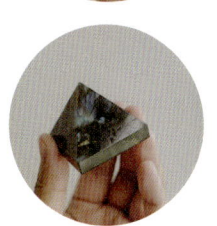

金字塔

金字塔形狀的水晶礦石有四個側面，基座為方形。自然產生的金字塔形狀礦石，如魚眼石，通過頂點放大並集中能量，特別適用於放大和顯化目標。金字塔形狀也能幫助從脈輪中吸取負能量和阻塞，並補充充滿活力的能量。雕刻的金字塔則有多種材料可供選擇，能增強和集中水晶的固有特性，從而放大、聚焦並穩定能量。

在選擇水晶進行療癒時，最重要的是相信自己的直覺。之後，可以考慮水晶的形狀，再進一步選擇顏色和能量等特性。不同形狀的礦石和水晶是否需要結合使用，取決於當下的需求。根據不同形狀水晶的能量特性，選擇最適合自己的，或是結合不同形狀的水晶，達到協同增效的效果。

水晶療癒前的注意事項

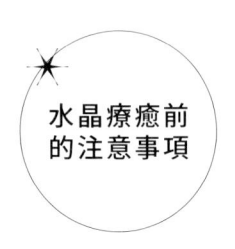

開始進行療癒前,請依照需求來選擇水晶的大小,重點是要確認水晶是否已經完成淨化。此外,使用時的空間也應該保持乾淨整潔並進行過淨化。進行水晶療癒(例如放在身上)後,記得喝點水,幫助身體回歸平衡。

水晶礦石形態的選擇
建議以原礦形態為主,能量最為純粹;其次可選擇雕刻作品,如滾石、把玩石、隨形石、晶簇等;最後則是龍龜、貔貅等造型礦石。有方向性的晶柱在擺放時也需要特別留意:若是希望引導能量進入身體,則晶柱尖端朝向自己;若是用來排出能量,則應將尖端朝外擺放。

Chapter 3

水晶療癒練習

> 讓工作得心應手

與同事溝通
更加順利

[使用礦石 ｜ 藍磷灰、綠螢石]

有時是因為沒有選擇，得在不喜歡的職場環境中求生存。如果是個性內向的人，在面對與人溝通的情況時，容易感到更加辛苦。這邊提供簡單的方式，讓你可以在職場上好好說話。

使用方式 ｜ 只需要在上班的時候隨身攜帶即可。

藍磷灰是一款可以讓人以更有邏輯的方式將話說出口的礦石；綠螢石則是療癒受傷心靈的最佳幫手。但螢石還有一個功能，是協助智慧的展開，也就是俗稱的「開智慧」。這樣的簡單組合，可以讓你在上班時順利的與人溝通。

如果是使用手串，請戴在左手；若是原礦組合，可以常放在辦公桌上看得到的範圍。需要的時候，請左手握著礦石，輕閉雙眼，深呼吸數次。午休時也可以握在手上休息，若是趴著休息時，請將螢石擺在頭頂前方的桌面上。

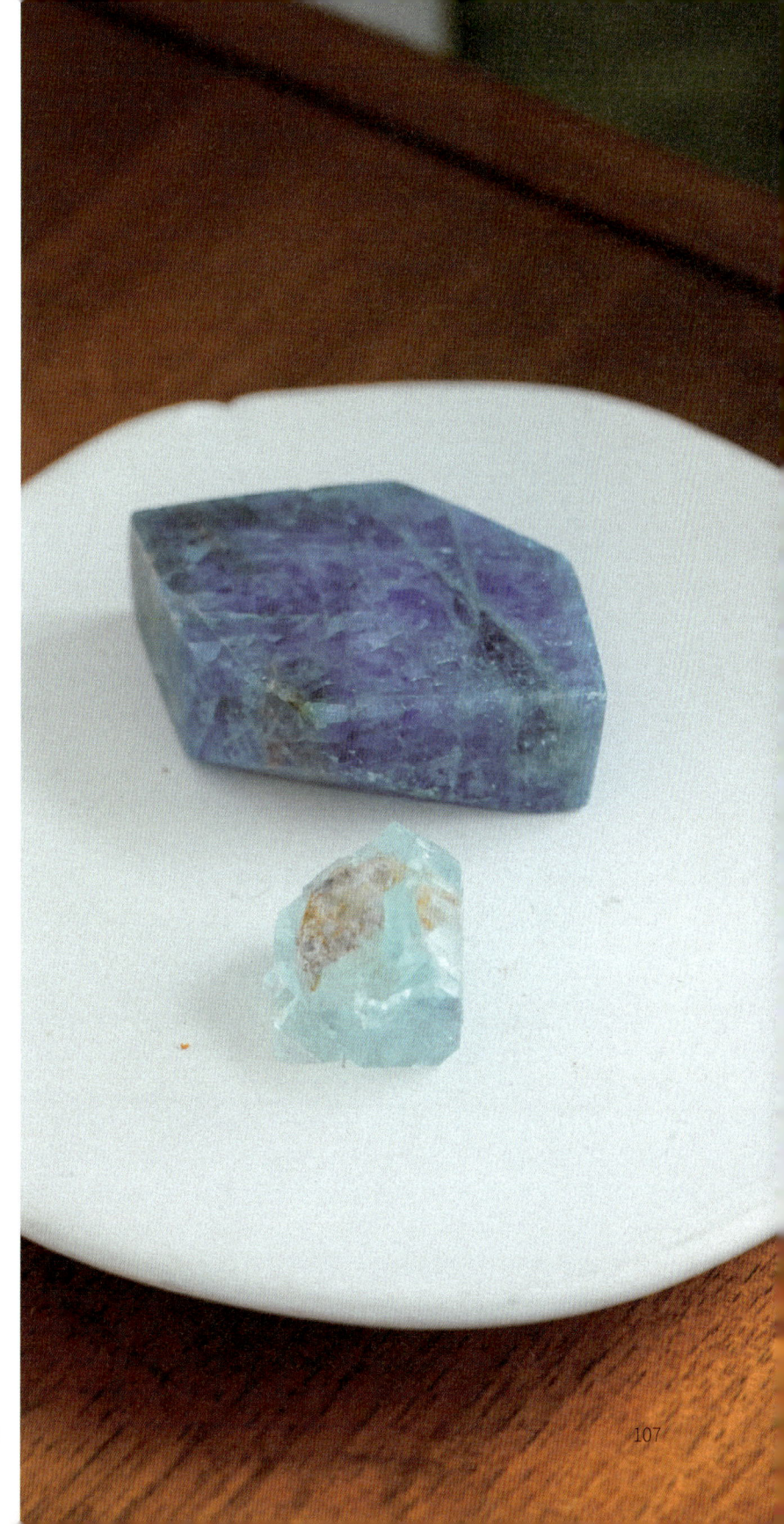

> 讓工作得心應手

與可怕的主管相處

[使用礦石 ｜ 黑曜岩、綠螢石、藍磷灰]

當你需要向主管提案或說明時，可以使用藍磷灰來提升表達與溝通的效果；而綠螢石則有助於舒緩你在職場中隱忍的情緒。此外，螢石是眾所皆知的智慧之石，能幫助你保持輕鬆的思緒，從容應對主管的各種要求，一一化解。至於黑曜岩，則能有效反彈主管的不合理要求，因此擺放的角度相對重要，建議特別留意。

使用方式 ｜ 這個療癒方式主要分為兩種，放置及隨身攜帶。平時請將黑曜岩放在主管可能會與你視線相交，或是主管所在位置的角度；藍磷灰以及綠螢石則不限角度。

攜帶時則請注意，藍磷灰與綠螢石請放在左邊口袋，靠近胸口為佳。黑曜岩建議放在右側褲子口袋，能幫助你在與主管對話時避免結巴，並輕鬆化解對方的壓力與責難。這次療癒的重點是藍磷灰與黑曜岩的搭配使用，而綠螢石則適合在感到心累或需要智慧支援時，作為緊急救援。大家可依據當下的狀況，靈活地配戴這些礦石。

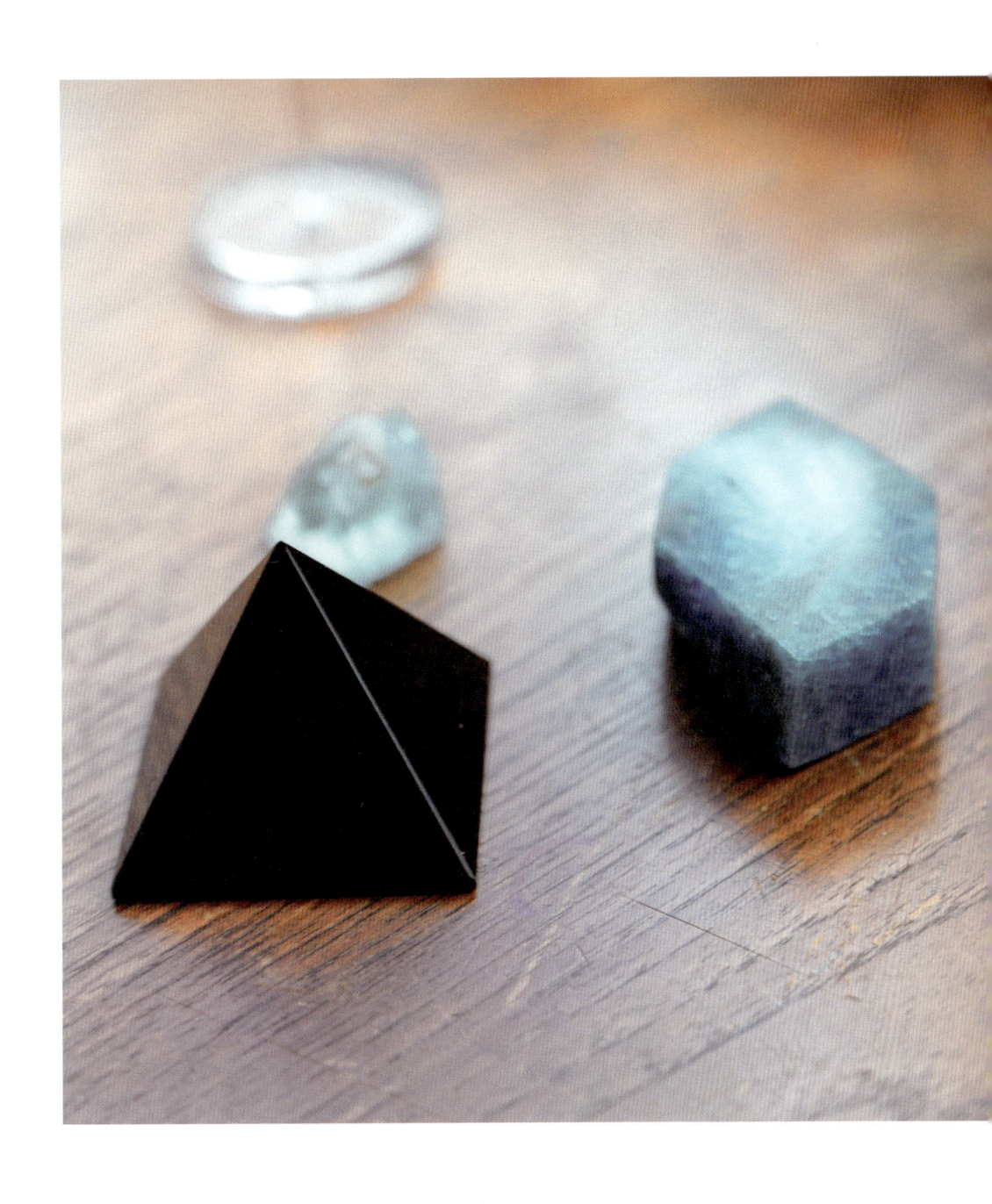

> 讓工作得心應手

提案進行順利

[使用礦石 | 青金岩、藍色礦石、虎眼石]

別緊張,這帖祕方保證讓你提案順利!這套療癒處方適用於提案前三天晚上以及提案當天。建議從前三天起,每晚都進行一次水晶療癒,為自己穩定能量、提升狀態做準備。

使用方式 |

睡前療癒

請在睡前將礦石依照順序擺放。
- **青金岩置於眉心**:啟發直覺與洞察力。
- **藍色礦石置於喉嚨**:也就是喉輪的方位,有助於溝通與表達。
- **虎眼石置於肚臍上方**:穩定信念、增強勇氣。

放置後,請靜心休息 15 分鐘,感受水晶的能量流動。當你感覺進行的差不多、準備要結束時,請依照原先的順序逆向收回,使能量圓滿回歸。

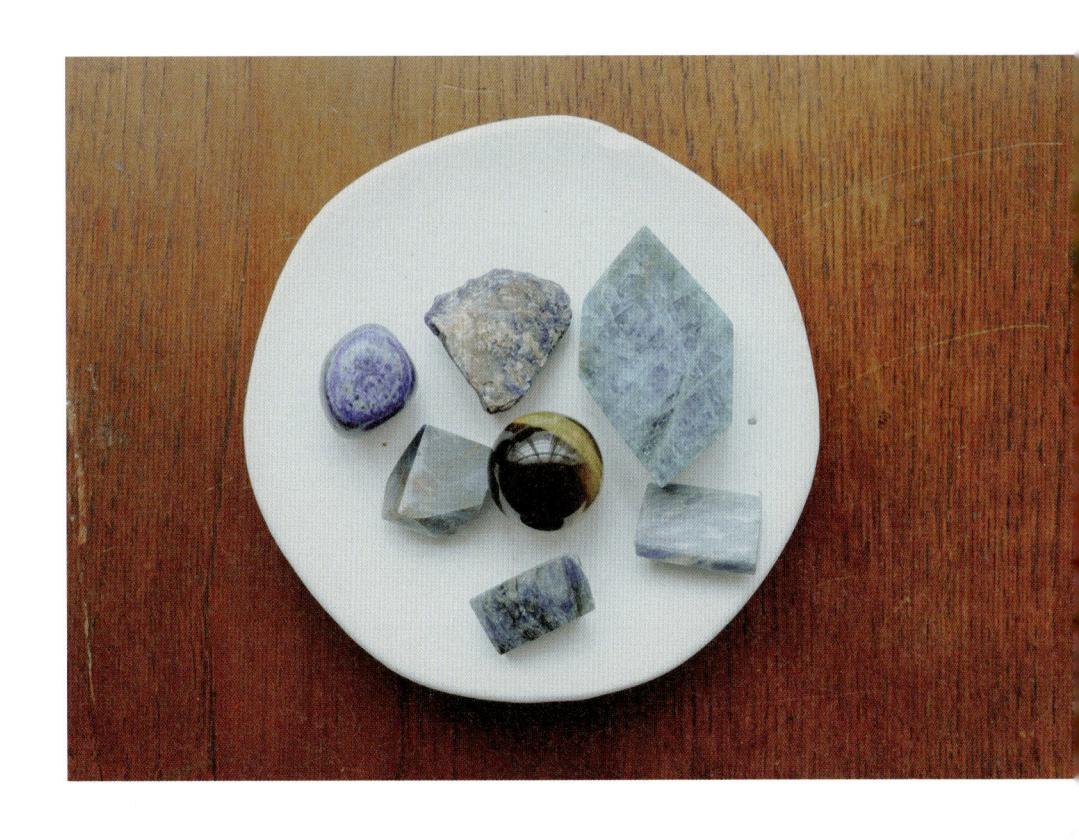

提案當日攜帶

請將所有礦石收納於身體左側口袋，並依照以下方式放置。
- **青金岩與藍色礦石**：放入胸前口袋，有助於思維清晰與表達流暢。
- **虎眼石**：放入左側的褲子口袋，穩定信念、增添勇氣。

提案過程中，建議優先握持藍色礦石（或配戴對應的手串），確保能表達自如。

....

或許有人會問：「藍色礦石使用青金岩就可以了嗎？」確實，青金岩對應眉心輪，在思維縝密、策略規劃方面皆能發揮重要作用，也有助於溝通。但如果是在進行療癒或提案時，額外搭配一顆藍色礦石，能更聚焦在提升表達力上。這樣的組合不僅有助於釐清思緒，還能強化語言表達的流動性，讓你的想法更具說服力。相當值得一試！

> 讓工作得心應手

遠離職場小人

[使用礦石 ｜ 粉晶、太陽石、黃鐵礦、黑曜岩、黑碧璽]

這是一組終極配方，相當受到上班族們的歡迎。因為要搭配陣型使用，所以黑碧璽需要準備三顆。

使用方式 ｜ **推薦陣型：三角水晶陣**

1. 請在辦公桌的第一層抽屜設置這個水晶陣；如果是沒有抽屜的辦公桌，放在右側桌面即可。此時，繪製一個正三角形，然後將淨化完成的黑碧璽，依順時針的順序放上。
2. 放置時，請在心中默念：「請協助我在工作時不受負面能量侵擾。」此魔法陣擺好之後，請勿隨意移動。兩週淨化一次，整理時記得以逆時針逆向拿起。
3. 最後，將粉晶、太陽石或黃鐵礦放在辦公桌左側，黑曜岩則放在辦公桌右側。

這樣的擺放方式是有原因的——我們需要藉由太陽石或黃鐵礦的能量來啟動太陽神經叢。正如之前提到，太陽神經叢脈輪掌管自信與勇氣，而這些能量在現實生活中往往容易被消耗殆盡，因此特別適合在上班時使用。至於粉晶，則是希望當你在職

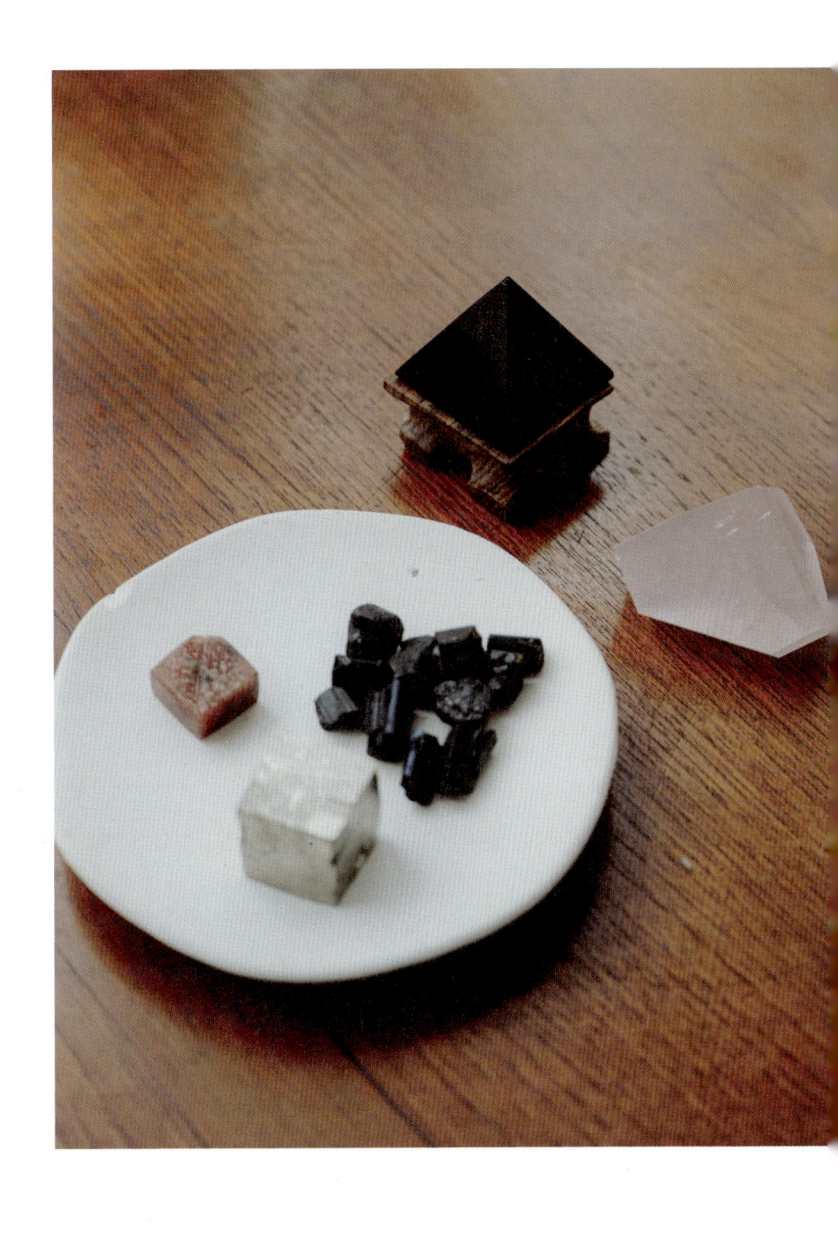

場上感到委屈或被誤解時,它的溫柔能量能穩定心輪,保護內心不受傷害。這個系列的核心重點,就是「黑碧璽三角陣」,請務必好好使用!

> 讓工作得心應手

增加自信

[使用礦石 | 綠螢石、青金岩、虎眼石]

自信,來自於充分準備與清晰思考。當你擁有足夠的底蘊,自然會讓人看見你的與眾不同。因此,我們要先打開智慧的大門,理清策略與方向。工作不該只是埋頭苦幹,更需要聰明應對、舉一反三,才能有效率地完成任務,並展現出「毫不費力」的專業感。

這時,就需要綠螢石與青金岩的協助。綠螢石不僅能穩定心輪、放鬆心情,更具啟發智慧的力量,是上班思考與處理問題時不可或缺的能量石。而青金岩的搭配更是絕妙——它內含方解石、黃鐵礦與青金岩本體,對應眉心輪與太陽神經叢,有助於強化思考與策略規劃的能力,其中的黃鐵礦也能進一步提升你的自信心。

不過,我們還需要多一點「氣勢」,對吧?在溝通時,氣勢若輸了,就是全盤皆輸。這時請加上一顆虎眼石,在你需要勇氣與氣場支持時握在左手,它會幫助你穩住場面,顯得氣定神閒。

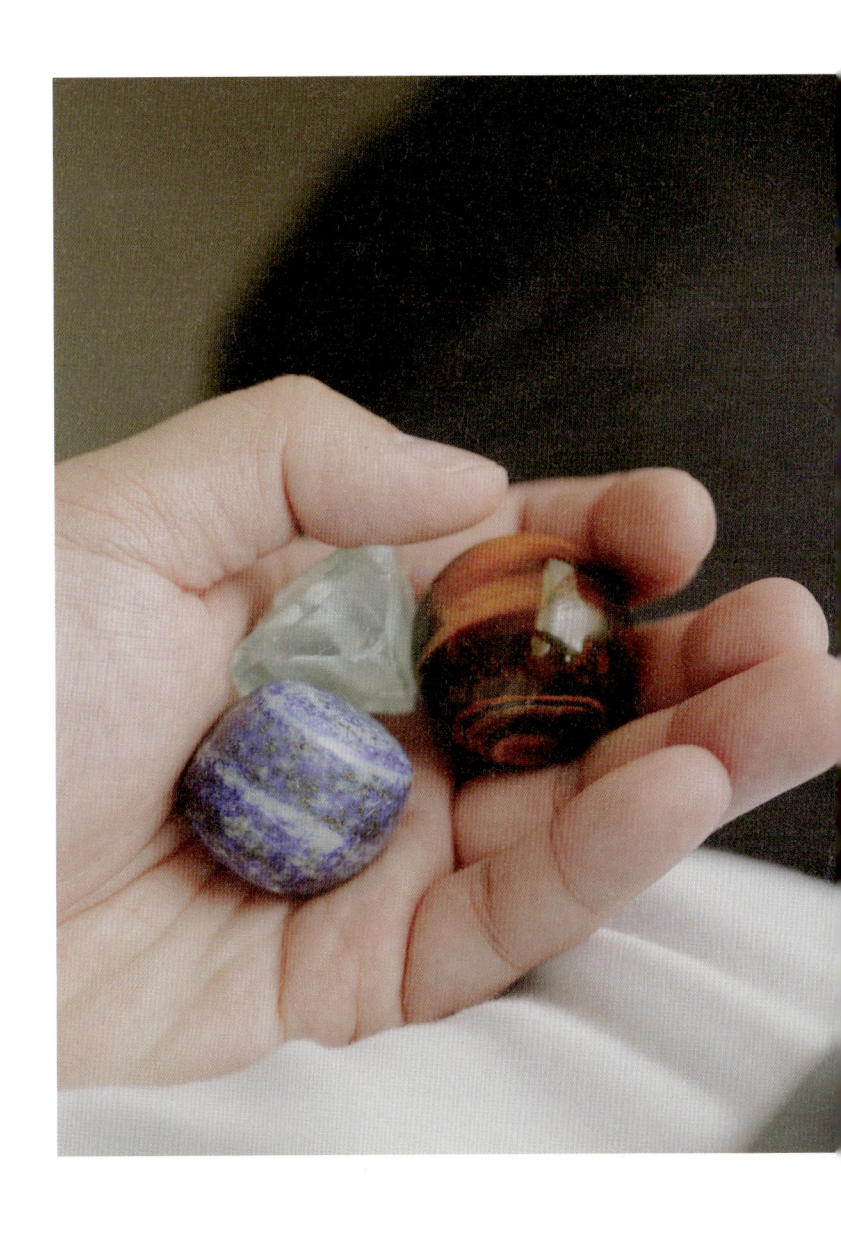

使用方式 | 以上三種礦石可隨身攜帶也可放置在辦公桌上,不限方位。有需要的時候,用手握 5～10 分鐘即可。

> 讓工作得心應手

打造好人緣

氣場

[使用礦石 ｜ 水草瑪瑙、草莓晶、黑曜岩]

這組處方的目的是幫助大家化解不良的人際關係，重新找到真正適合自己的朋友。如果你目前的人際狀態已經不錯，也能協助你維持良好的現況。

水草瑪瑙可帶來重生的能量，讓你有勇氣走出過去；草莓晶則像是快樂的泉源，讓你重新感受到生活的甜美。而其中關鍵的黑曜岩，能讓人看清真相，誠實面對自己的內心，不再勉強自己假裝一切都很好。更棒的是，黑曜岩還能幫你「揪出」那些隱藏的壞蛋，是一顆非常實用的守護石。

使用方式 ｜

睡前療癒

請在睡前 30 分鐘進行這組水晶療癒。躺下來之前，先將水草瑪瑙與草莓晶放在左側，黑曜岩則放在右側。接著，請將水草瑪瑙握在左手中，草莓晶輕輕放在下腹部，最後將黑曜岩握在右手中。

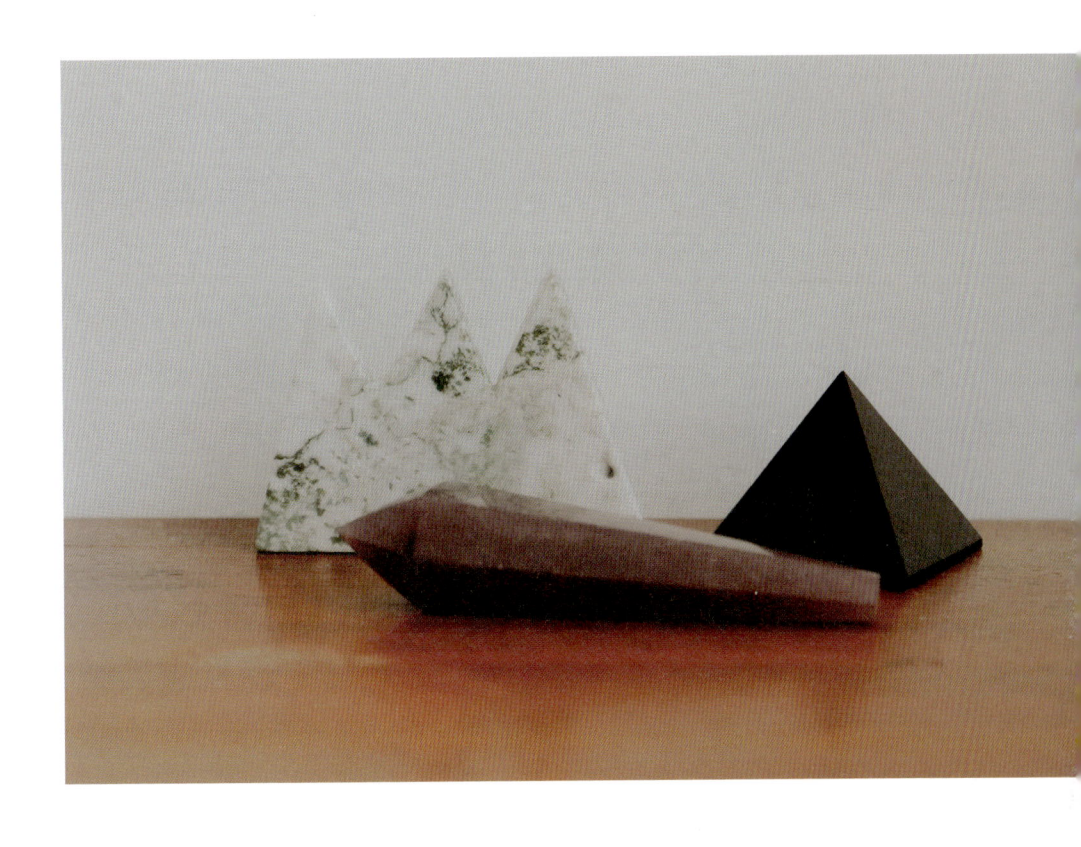

療癒時，請閉上眼睛，想像左手中的水草瑪瑙正在發光，替周圍的能量場進行重整；下腹部的草莓晶則像歡樂的泉源，源源不絕地為你補充溫暖與活力；右手握著的黑曜岩，正在幫助你深入了解自己的真實喜好，同時排除那些不再需要的能量。

日常療癒

建議將草莓晶帶在身上，替自己增添開心的能量。黑曜岩放在常使用的桌子右側，水草瑪瑙放在桌子左側。

> 讓工作得心應手

職場轉運
小心機

[使用礦石 ｜ 水草瑪瑙、綠東陵石]

有些運氣，是默默養成的。在大氣層水晶的常駐礦石中，其中一顆就是綠東陵石。常有人問我，想在職場上順利發展、加薪或升遷，該怎麼做？此時，不妨準備一顆綠東陵石，幫助你悄悄累積工作上的好運，讓機會自然浮現。

另外，水草瑪瑙帶有豐盛的能量，卻不會讓氣場過度張揚，能讓你在穩重中展現實力，是一種低調卻有效的助力。因此，綠東陵石搭配水草瑪瑙，是為自己打造職場好運的最佳選擇。

使用方式 ｜ 放置於環境中

將這兩種礦石擺在辦公桌的桌面上，不需要刻意隱藏，讓這兩種礦石自然地成為空間中的一部分。

辦公桌的左側為「龍邊」、右側為「虎邊」。建議在左側龍邊放置會發出聲響的工具，

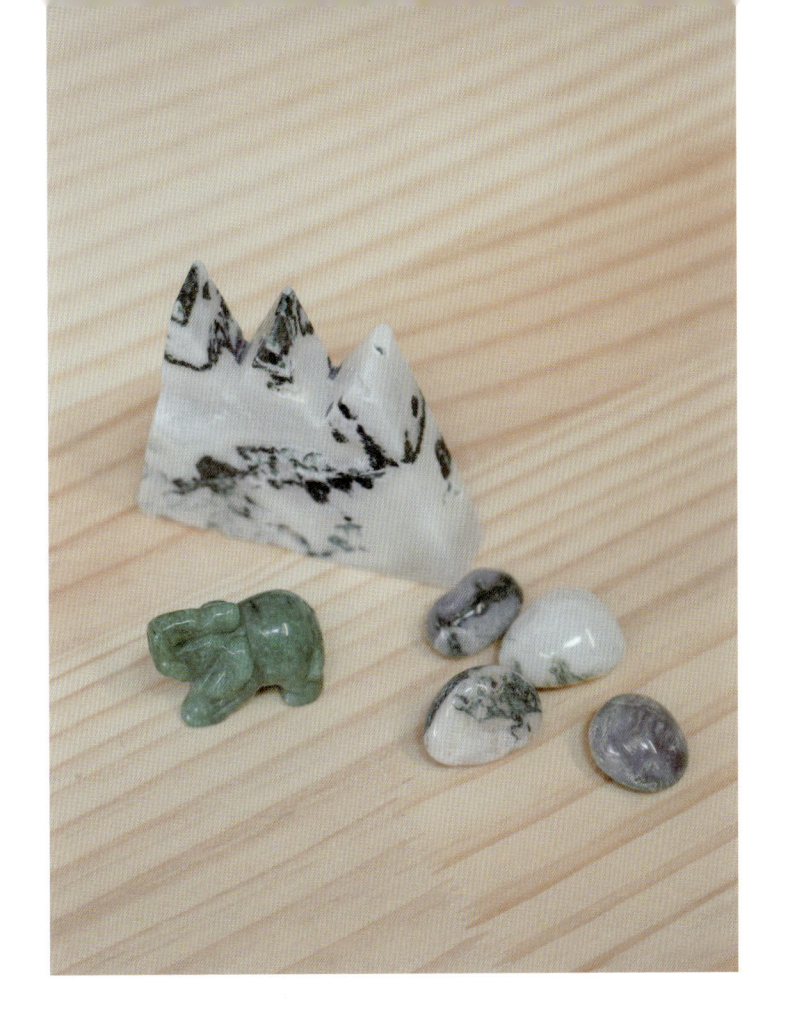

例如電話，讓這一側保持熱鬧與活力，有助於吸引好運與機會；而右側的虎邊，則適合擺放具有壓制作用的礦石，幫助你遠離小人、避免壞同事的干擾，或減輕來自主管的壓力。不論是龍邊還是虎邊，水草瑪瑙與綠東陵石都能發揮穩定能量的作用，並強化當下的需求。可以根據每天的情況與目標，靈活地將這兩種礦石擺放在適合的位置。

当你認真地淨化與使用這兩種礦石，會發現在職場的生活既順利又舒心，工作不再這麼卡。除此之外，也許獎金、年終或升遷機會，也會默默地向你靠近。

> 讓生活變得更美好

緩和家中氣場

[使用礦石 ｜ 白水晶、黑曜岩]

無論家中成員多寡，每個人白天在外工作、生活，接觸到的人事物都不同，也會不自覺地把各種複雜的能量帶回家。這時候，如果有需要，就可以運用水晶的能量來協助整頓與維持家中的氣場。其中，白水晶是最基本且必備的能量石，具有淨化與穩定空間的作用；而黑曜岩則是抵擋外在負能量的好幫手，能防止雜亂氣場滲入家中。當家真正成為一個可以安心放鬆的地方，身心的壓力自然也會隨之減輕許多。

使用方式 ｜ 放置於環境中

白水晶可選擇球形或晶簇，這兩種形態各有其適合的用途與能量特性。

- **白水晶球**：形態呈現圓形，能量擴散均勻且穩定，不會過於強烈，適合希望維持柔和能量流動的環境。特別是對於能量較敏感的人來說，水晶球較不容易引發頭疼或頭暈的感覺，因此是較溫和的選擇。
- **白水晶簇**：能量相對更強烈，我習慣將它比喻為 Wi-Fi 路由器。因為水晶簇擁有許多尖端，能量會向不同的方向發散，在擺設時可以針對特定方位進行加強。若希望淨化外來能量，可以將水晶簇放在門口，形成一道能量屏障。

水晶療癒練習

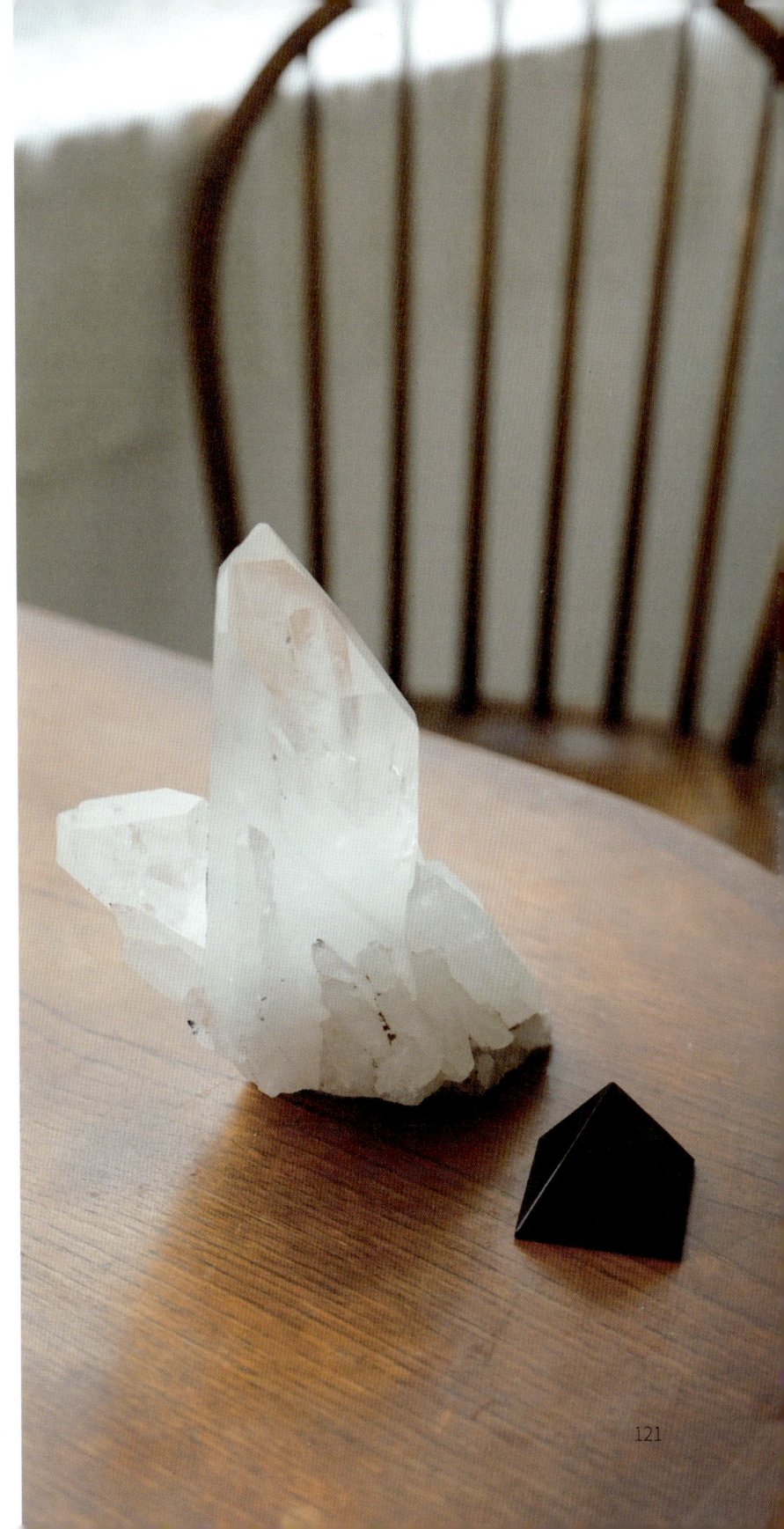

無論選擇哪種白水晶，最佳的擺放位置是客廳，讓能量從客廳擴散至整個家中，協助穩定與淨化空間，使居住環境更加和諧、清新。

黑曜岩的擺放與防護作用

黑曜岩建議放置於玄關處，形態不拘，無論是原礦、打磨石、雕刻件皆可發揮作用。黑曜岩的重點在於阻擋負面能量，特別適合在深夜回家或農曆七月等能量較不穩定的時期使用。憑藉其強大的屏障特性，黑曜岩能形成防護層，維持家中的穩定氣場，避免外界負能量的侵擾。

使用方式 ｜ 推薦陣型：三角水晶陣

若希望進一步增強防護力，可在玄關處布置三角水晶陣：

1. 選擇 3 顆大小相近的黑曜岩，排列成正三角形。
2. 擺放時，請按照順時針方向依次放置，以確保能量穩定運行。
3. 當需要卸除水晶陣時，請以逆時針方向收回，使能量順利回歸。

此外，水晶陣至少每個月需重新淨化一次，以維持能量的純淨與效力。擺放時，也請在心中默念：「請協助我保護家中能量，阻擋有害的能量進入。」透過這樣的設置，黑曜岩能發揮最佳的防護效果，讓家中始終保持乾淨、安穩的能量場。

> 讓生活變得更美好

修復原生家庭的創傷

[使用礦石 ｜ 白水晶、薔薇輝石、紫鋰輝、粉晶、煙晶]

這組療癒處方所使用的礦石，主要具備深層修復的能量，因此建議在晚上睡前、於自己的空間中進行。選擇熟悉且讓人安心的環境，是為了讓你在情緒特別脆弱時，能夠自在地釋放感受、深入修復內在，而不必擔心外在干擾或壓抑情緒。唯有在這樣的狀態下，療癒才能真正發揮效用。

使用方式

建議大家在使用時，先整理好環境，並將燈光調整為溫暖而柔和的氛圍。例如，打開幾盞小夜燈，亮度不宜過高，但也不至於過於昏暗，營造出舒適放鬆的感覺，平躺於床上。

1. 將白水晶、薔薇輝石、紫鋰輝、粉晶放在左手邊，再將煙晶放在兩腳中間。
2. 將白水晶放置於頭頂約 1～2 公分處。如果是晶簇形態、圓形、把玩石、滾石則不限定方位；如果是有尖端的白水晶柱，請將尖端朝向頭頂。

3. 接著將薔薇輝石、紫鋰輝放在胸口,左手握著粉晶。倘若覺得負能量較強,也可以在右手多放一個黑碧璽。

啟動冥想

請在心中默念:「我值得被愛,也值得重新開啟自己的人生。」感受水晶在你身上的重量、溫度、觸感、與能量的流動。在這個練習裡,你是安全的,你永遠有選擇可以離開這次的療癒。完成後,想像身邊有兩條銀色的繩索拉回自己。當你回到身體中,感受自己與地球和環境的連接,相信你是安全的。

儀式後的能量整合

完成後,慢慢地睜開眼睛,喝一點溫水。在這次的療癒中,請感受礦石帶來的溫暖。你可以感受到生命中遇見的美好的愛,不論是多麼微小的關懷,都值得收藏在心中。

水晶療癒練習

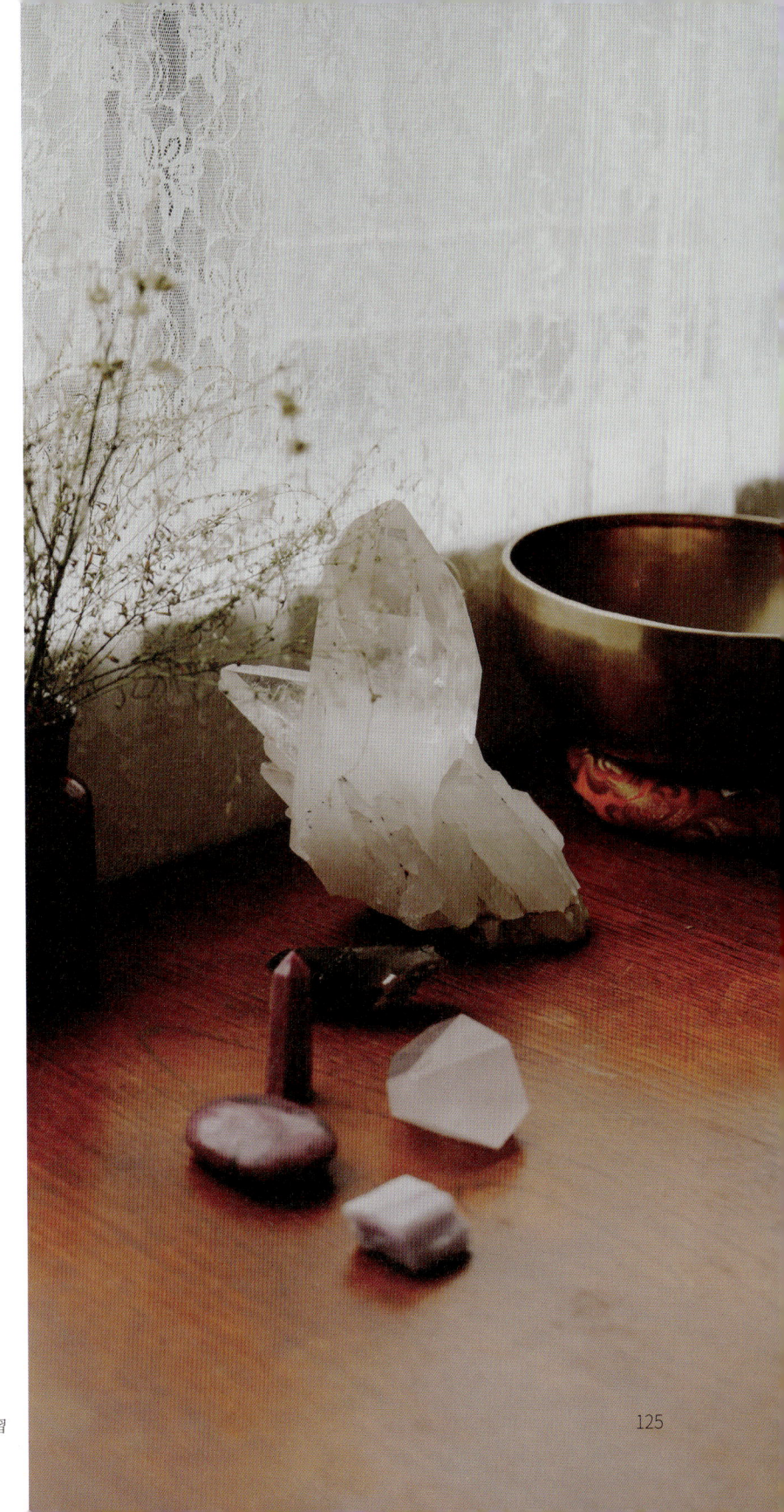

> 讓生活變得更美好

每日冥想

[使用礦石 ｜ 白水晶、黑碧璽]

研究顯示，每日定時冥想能降低焦慮、提升免疫力，並帶來明確的生理變化。即使每天只花 5 分鐘，也能產生正面影響；若能持續練習，效果更為顯著。

因此有許多粉絲詢問如何提升與水晶礦石的交流，甚至把這樣的經驗融入到生活中。建議可在冥想時搭配白水晶與黑碧璽：白水晶能淨化思緒、放大正向能量，幫助你專注當下；黑碧璽則具強大保護力，協助阻隔干擾、穩定情緒，帶來如大地般的沉穩感。冥想的關鍵不在於「想什麼」，而是專注當下，例如觀察呼吸的節奏、感受手中水晶的溫度與質地，藉此減少雜念與內在建立深層連結。

使用方式 ｜

建議大家在使用時，先整理好環境，並將燈光調整為溫暖而柔和的氛圍。例如，打開幾盞小夜燈，亮度不宜過高，但也不至於過於昏暗，營造出舒適放鬆的感覺，平躺於床上。

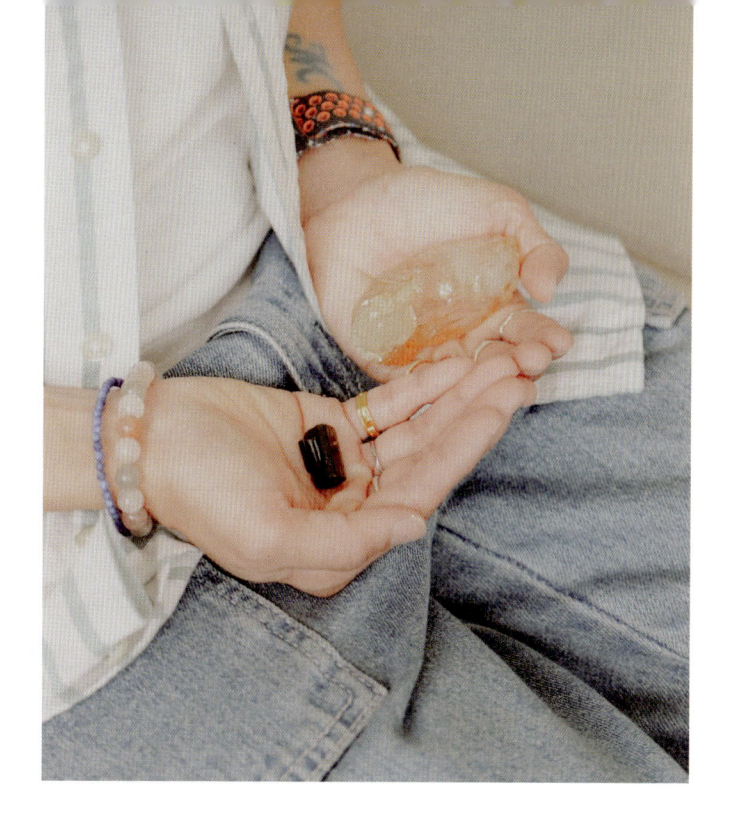

1. **準備環境**：找一個安靜的地方,請先淨化周遭環境,讓整體能量乾淨穩定。
2. **手握水晶**：將白水晶握於左手,黑碧璽握於右手,接受純淨能量與釋放負面能量。另外一個方式則是將白水晶捧於雙手,準備 4 顆黑碧璽,放在左前、左後、右前、右後,創造一個神聖、不受打擾的空間。
3. **專注呼吸**：閉上眼睛,專注於深長的呼吸,感受每一次吸氣時,白水晶的能量進入體內,讓你充滿正能量;每一次呼氣時,黑碧璽幫助你排出負面情緒。
4. **啟動冥想**：想像一條清澈的光流從頭頂灌入,沿著身體流向地面,並帶走所有的負擔與壓力。
5. **結束冥想**：慢慢地睜開眼睛,感受內心的平靜與能量的穩定。

....

每天持續進行這樣的冥想,對於提升自身能量非常有幫助。若手邊沒有白水晶,也可以使用魚眼石作為替代;而黑碧璽則可用煙晶代替。鼓勵大家依照自己的狀況調整搭配,試著開始這個簡單卻深具力量的練習!

水晶療癒練習

> 讓生活變得更美好

農曆七月

準備儀式

[使用礦石 ｜ 黑碧璽]

雖然主題聚焦於農曆七月，但只要你想為家中或工作環境提供保護、平息爭執、避免低頻能量干擾，或是住在分租套房、經常進出氣場混亂的場所，這款簡單的水晶陣都非常適用。

三角形本身象徵穩定與完整，能有效保護陣內的能量，同時將正面能量擴散至整個空間。這樣的布陣不僅有助於自己，也能安撫環境中其他人的情緒，化解衝突，並帶來面對挑戰的力量。最推薦使用正三角形，因為它的能量擴散最為均勻。你可以使用簡單的繪圖軟體設計出正三角形的圖樣，再列印出來作為基底，放上水晶即可。

使用方式 ｜

布置水晶陣

1. 選擇 3 顆相同大小、相同種類的礦石水晶。本次的主題是農曆七月的準備儀式，因此首要推薦黑碧璽。

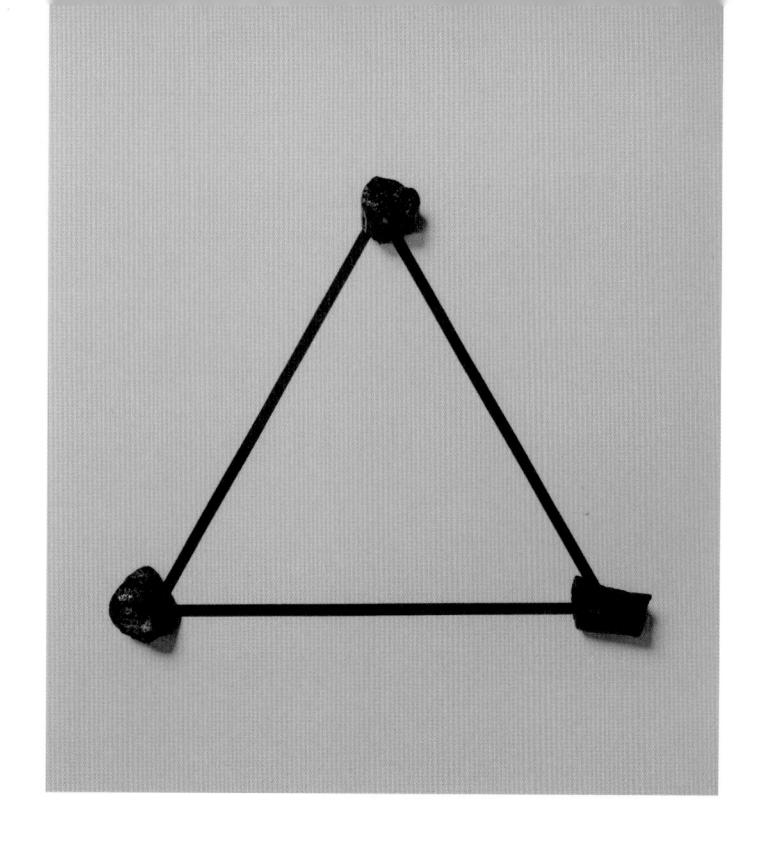

2. 使用雙手將水晶礦石握好，說出設置水晶陣的目的，然後依順時針方向擺放即完成。

如果發現最近自己容易煩躁，或是需要長時間外出、又或是在長途奔波後回到家中，都很適合這款水晶陣。在辦公室也能輕鬆運用這個方法。你可以列印一個小尺寸的正三角形圖樣，擺好水晶後放在座位旁不顯眼的角落，或收納在第一層抽屜裡，依然能發揮同樣的效果，幫助穩定情緒、恢復能量。

淨化

建議兩週淨化一次，不需常常挪動。淨化時，請先靜心感謝水晶陣的協助，以逆時針方向收回，將畫上三角形的紙以及擺放的位置進行清潔整理。請留意，淨化時一定要將全部陣法撤除，環境與礦石都要進行淨化，然後再重新擺放。有些人會偷懶只有淨化礦石，卻沒有連同環境一起淨化，會使此陣法或其他水晶陣的效果減弱。

讓生活變得更美好

場域穩定

（六芒星）

[使用礦石 ｜ 白水晶、黑碧璽]

六芒星圖案常被視為一種具有保護力的象徵，也代表著和諧與平衡。它能幫助使用者強化自身能量，同時發揮穩定與防護的作用。建議運用於居家或工作等環境中，有助於穩定自身狀態與整體氣場。六芒星結合了天地、精神與物質的能量，能夠形成一個完整的能量場，將原本分散的能量有效集中於核心，使整體更穩固、平衡。

使用方式 ｜

儀式準備

白水晶：可站立且具有尖端的白水晶為佳（若沒有尖端也沒關係）。
黑碧璽：6 顆大小相等的黑碧璽（替代礦石：黑曜岩、煙晶、次石墨）。
具有尖端的白水晶可以將能量引導向上且擴散，周遭的黑碧璽可以協助吸取並淨化負面能量，轉化為空間與人都需要的純淨能量。請依照順時針方向擺放，讓能量自然流動，並放在穩固的地方。

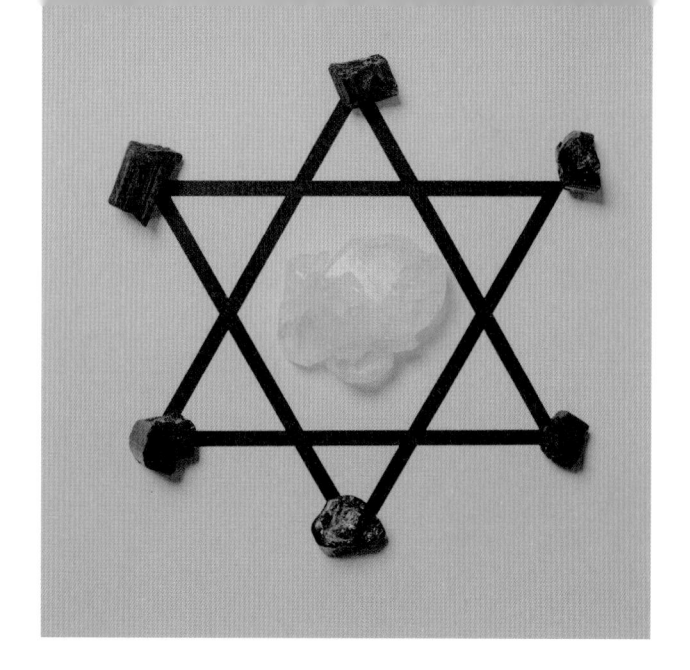

擺放前請先淨化水晶礦石與擺放環境,在心中默念:「希望水晶與這個陣法可讓我找回平靜與能量,順利的完成每一個挑戰。」

布置水晶陣

1. 先將白水晶放在正中央,擺放在中央的礦石是整個水晶陣的主要能量來源。
2. 接著依順時針方向放上黑碧璽,向依序為:頂部、右上、右下、底部、左下、左上。

這款水晶陣與三角形水晶陣不同的是,六芒星陣法更為穩固,能量的延展也更強,特別適合想將能量擴散至整個空間的使用者。最理想的方式是使用繪圖軟體繪製六芒星圖案,再依照順序擺放水晶;若無法繪圖,也可以直接依上述順序手動擺設,同樣能發揮良好效果。

淨化

建議兩週淨化一次,請先靜心感謝水晶陣的協助,而非隨意移除。接著,先將中央的放大石移除,再逆時針卸除四周的黑碧璽。分別是左上、左下、底部、右下、右上、頂部。最後移除紙張,並好好的清潔環境。

> 讓生活變得更美好

新月顯化儀式

[使用礦石 ｜ 白水晶、月光石、魚眼石]

新月是許願與重新開始的最佳時機。雖然新月的能量內斂，但卻充滿了無限可能，是播種未來的重要時刻。我們可以以水晶礦石為媒介，接引月亮能量並加強顯化的力量。

使用方式 ｜

儀式準備

首先，準備紙和筆，在紙上寫下希望在未來半年內達成的目標。這些目標應具體、明確且可實現，例如：「每週固定儲蓄一筆金額」或「每天冥想10分鐘」。請避免設定過於極端或不健康的目標，例如「一週瘦20公斤」。寫完後，將紙張對折，並放置在魚眼石下方。

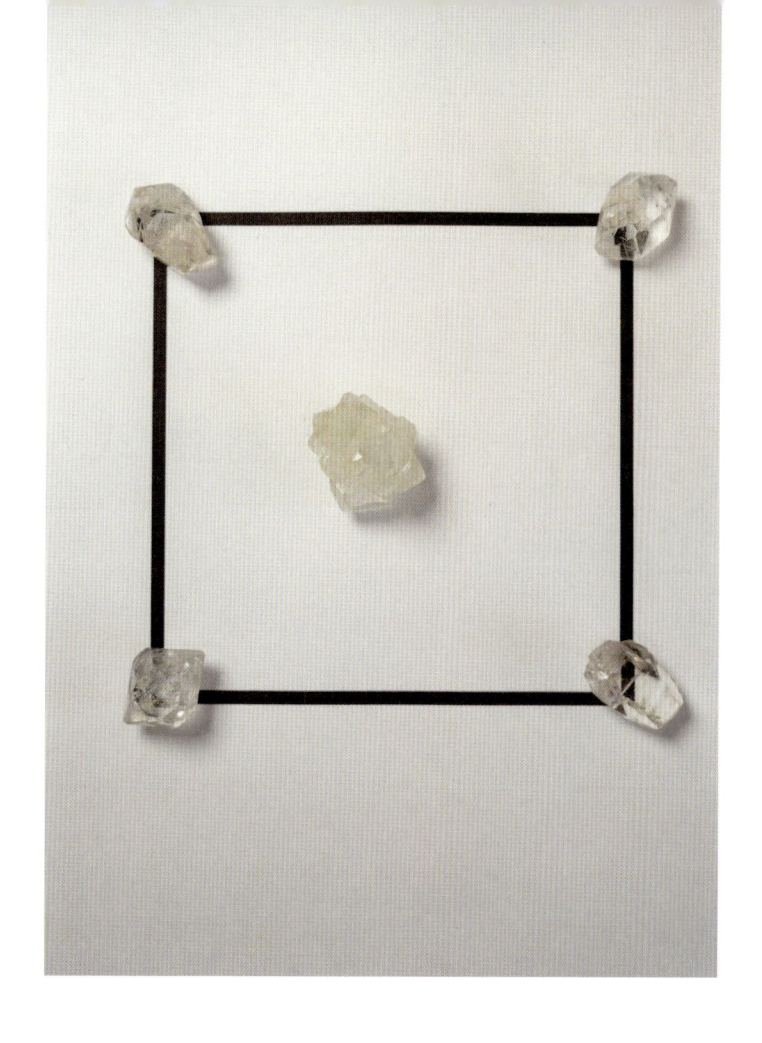

布置水晶陣

1. 在魚眼石四周分別放置白水晶或月光石,從右上、右下、左下、左上,依序擺放成方形。此水晶陣能穩定能量場,並將願望的能量逐漸放大至宇宙中。
2. 排列時,記得專注於心中的目標,默念願望,並在腦海中將實現的畫面視覺化。

儀式後的能量整合

儀式完成後,請將水晶陣與許願紙靜置一整晚,讓新月的能量充分啟動。隔天再取回紙張,妥善收藏在日記本或個人的私密空間中,並定期檢視當初許下的願望;也可以每月重複一次新月儀式,為願望持續注入能量,直到實現為止。

> 讓生活變得更美好

春分啟動儀式

[使用礦石 | 白水晶、黑碧璽、草莓晶]

春分象徵著平衡與復甦，是啟動新能量、調和內外狀態的絕佳時機。在這次的儀式中，將運用魚形橢圓水晶陣——這是一種兼具創造力與顯化能量的陣型，有助於促進整體的平衡，完美融合穩定與流動的特質，與春分所代表的「平衡與新生」意義相互呼應。

使用方式 |

儀式準備

在正式開始前，請先淨化空間與水晶，確保能量純淨。接著，準備紙和筆，寫下希望在春分期間實現的目標，將願望紙對折，備妥待用。

布置水晶陣

1. 先於水晶陣的下方圓圈放上黑碧璽，提供穩固能量，強化根基與保護力。

2. 將白水晶均衡地放置在上方圓圈，象徵新生與純粹，啟動新的循環，並加強顯化力。
3. 最後於中央放上草莓晶，對應火元素，激發活力與行動力。草莓晶壓著願望紙，象徵能量的啟動與實現。

當水晶陣完成後，請閉上眼睛，靜心感受水晶的能量，將願望注入其中。

儀式後的能量整合

儀式結束後，請讓水晶陣與願望紙靜置一整晚，讓它們充分吸收春分的能量。隔天早上取回願望紙，妥善保存，或放在魚眼石下方，作為提醒自己專注目標的象徵。同時，請將水晶陣收起，將水晶妥善保存並再次淨化，讓春分所帶來的平衡與新生，持續在生活中發揮影響。

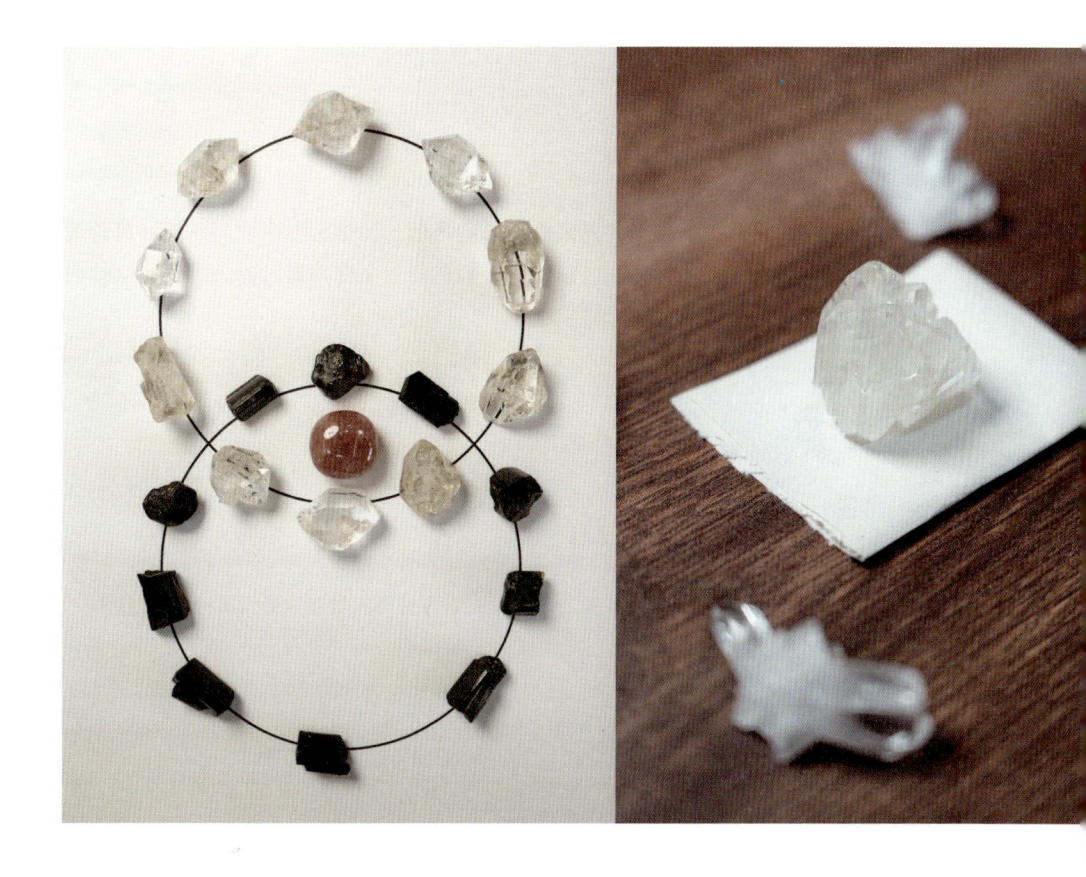

> 讓生活變得更美好

夏至豐收儀式

[使用礦石 ｜ 鈦晶、紫水晶]

夏至是一年當中，白晝最長、陽光最為充沛的時刻，象徵著生命力到達巔峰與豐收的開始。在這個充滿力量的時刻，可以透過五芒星水晶陣來吸收陽光能量，釋放感恩與知足，並為下半年的目標注入高頻能量，推動實現。

使用方式 ｜

儀式準備

- **鈦晶（1顆）**：豐沛的陽性能量，帶來積極性、自信與行動力。
- **紫水晶（5顆）**：提升豐盛意識與靈感，幫助專注目標，增強直覺與智慧。

選擇一個安靜且光線充足的空間，確保能量流動順暢，並淨化環境。接著，準備紙和筆，寫下對上半年成就的感謝，以及希望在未來半年內實現的目標。特別提醒：紫水晶不宜長時間曝曬於強烈陽光下，否則容易褪色。因此，在夏至當天布置水晶陣後，建議於隔天就將其收起。若只照射一天，褪色風險會大幅降低。若仍擔心紫水晶褪色，可選擇有自然光但無直射陽光的房間，同樣能達到良好的效果。

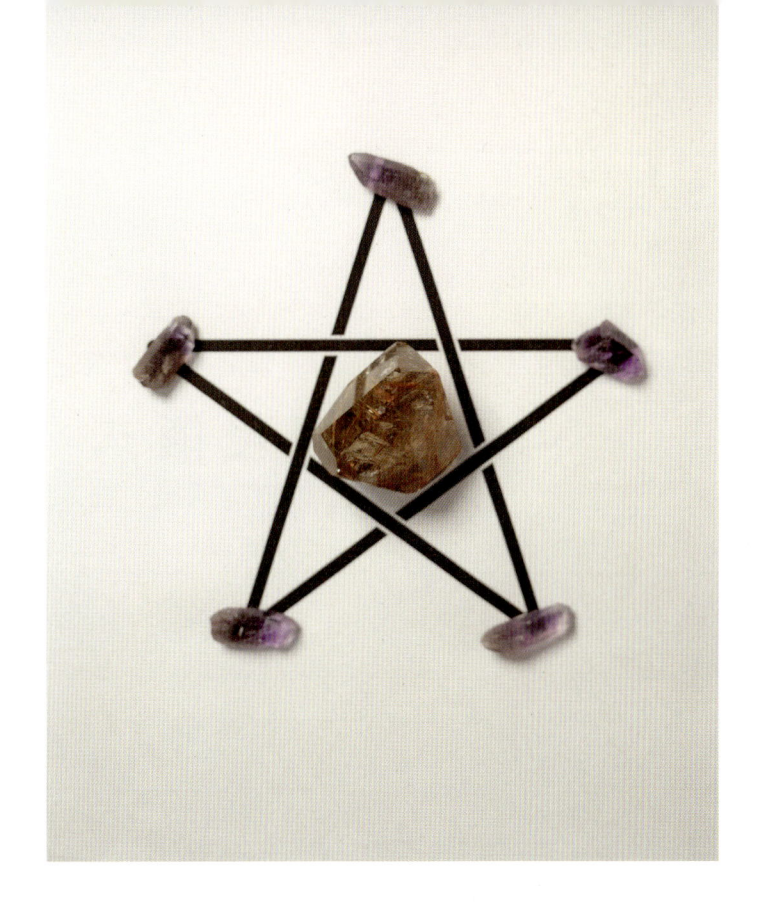

布置水晶陣

1. 依照五芒星的順序，將紫水晶依序放置於頂端、右下、左上、右上、左下的位置。
2. 將鈦晶置於中央，作為能量核心。
3. 將願望紙對折，放在鈦晶下方，以集中能量，強化顯化的力量。
4. 坐下來閉上眼睛，深呼吸數次，感受陽光的溫暖與水晶的能量場。
5. 在心中默念感恩與願望，例如：「感謝過去的收穫，賦予我力量迎接未來。」

儀式後的能量整合

儀式結束後，讓水晶陣靜置數小時，使其充分吸收夏至的光線能量。隨後，將水晶收回、淨化並妥善存放；願望紙可保存於個人空間或另外用魚眼石壓住，提醒自己持續專注於目標的實現。在接下來的半年中，可在需要能量提升時隨身攜帶鈦晶，以強化陽性能量，增強自信與行動力。透過這個儀式，讓夏至的光芒為未來帶來豐盛與成長。

> 讓生活變得更美好

冬至轉化儀式

[使用礦石 ｜ 白水晶、紫水晶、煙晶]

冬至，是一年之中夜晚最長的一日，象徵著黑暗的終結與光明的重生。在這個特別的時刻，可以運用螺旋形水晶陣來進行儀式，清理長時間累積的負能量，釋放今年對自身的阻礙，並啟動新的希望與可能性。

使用方式 ｜

儀式準備

建議在夜晚進行，選擇一處安靜舒適的場所，並淨化環境。淨化完成後，請點燃白色或金色的蠟燭，代表啟動內在的力量。進行時請小心火燭。

布置水晶陣

1. 白水晶放置於螺旋的中心，聚焦能量，象徵光明與新生的核心。
2. 依序擺放紫水晶與煙晶於螺旋之中，引導轉化與穩定能量。紫水晶可提升意識，強化

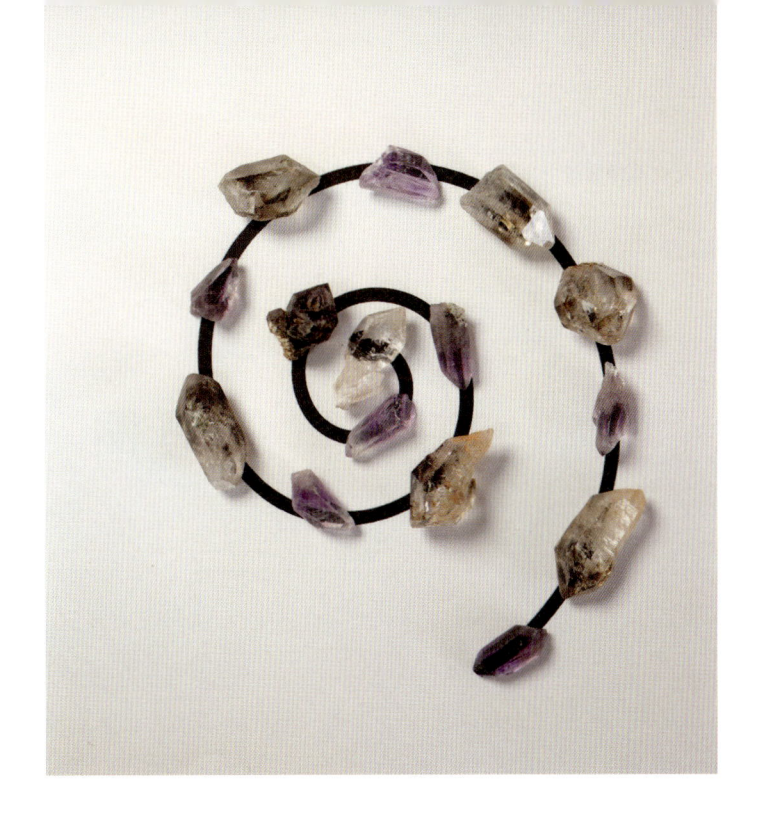

靈性；煙晶則可穩定情緒，協助釋放壓力與恐懼。
3. 在白水晶下方放置願望紙，將阻礙轉化為成長的養分。

啟動冥想

閉上雙眼，深呼吸，感受每顆水晶的能量如何協助自己釋放過往的壓力，並迎接即將到來的光明。輕聲說出自己的願望，讓意圖注入水晶陣，感受這股能量流動至內在深處。

儀式後的能量整合

儀式結束後，讓水晶陣與蠟燭靜置數小時，使能量穩定並持續發展。待蠟燭燃盡後，可將白水晶與願望紙妥善保存，作為內在希望與方向的象徵。這顆白水晶將攜帶你的願望與能量，長久支持你的目標，可隨身攜帶或放置於書桌、床邊，並定期淨化以維持能量純淨。

> 個人成長與發展

突破單戀迴圈

[使用礦石 ｜ 白水晶、草莓晶、紅膠花水晶、煙晶]

許多人常詢問關於愛情的水晶療癒方法。對我而言，戀情始於認識自己，當你感受到自身的美好與自在，愛情便會自然降臨。這次推薦的療癒水晶是草莓晶與紅膠花水晶。草莓晶因含雲母與赤鐵礦薄片，閃耀動人，能喚醒活力與歡樂；紅膠花水晶則因水晶裂隙滲入鐵元素，帶來穩定與安全感。兩者搭配使用，宛如好友般，一邊讓你開心，一邊給你溫暖支持，是愛情能量療癒的理想組合。我們也可以從這兩顆水晶開始，找回愛與自我的連結。

使用方式 ｜

儀式準備

建議在夜晚睡前進行這次的水晶療癒。
1. 將白水晶放在頭頂上方 2～3 公分處，引入純淨的能量，清理思緒。
2. 草莓晶與紅膠花水晶放置於下腹部，針對海底輪的活絡，帶來歡樂與穩定，溫暖你的內心。

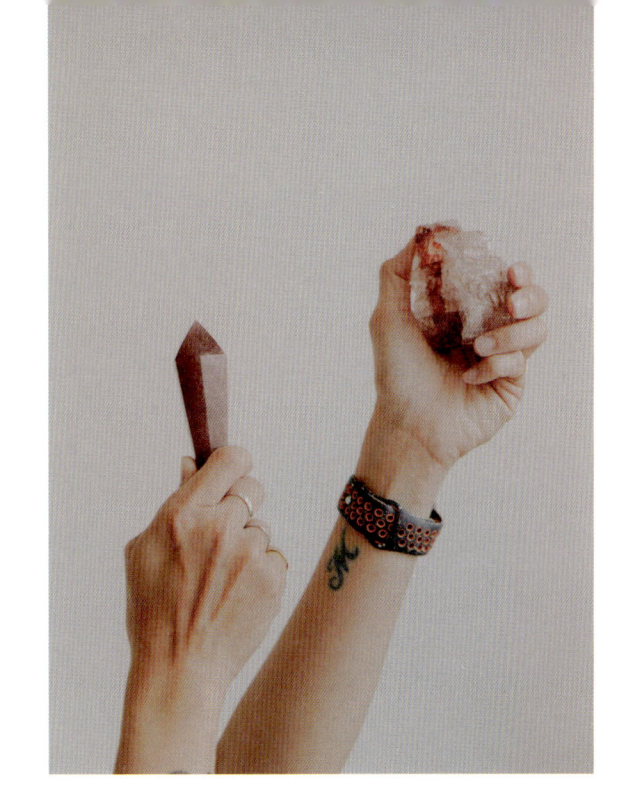

3. 煙晶放置於雙腳之間，為惴惴不安的你帶來穩定而接地的力量。

啟動冥想

躺下後，請觀想三道金色光環圍繞在你身邊，形成一層層保護，讓你感受到深層的安全感。療癒過程中，想像白水晶的能量灌注全身，與草莓晶與紅膠花水晶產生共振，它們散發出溫暖的紅色光芒，包圍你。而所有的不安與疑慮，則由煙晶的能量引導，緩緩排出體外。此時，請想像你喜歡的人，以及你所欣賞的自己，感受彼此相處時的自然、自在與和諧，顯化心中嚮往的日子與理想生活。當你準備好時，抓住意念中出現的兩條銀色繩索，輕柔而安穩地回到身體，回到當下。

這個療癒處方不是為了讓人陷入白日夢的幻想中，而是讓你深深體會到，自己值得去愛、也值得被愛，理解自己是既獨特又美好的。

> 個人成長與發展

與伴侶間的
情感加溫

[使用礦石 ｜ 紫鋰輝、紅膠花水晶、石榴石]

對我而言，紫鋰輝是一種溫柔的陪伴。它象徵愛、和平與情感療癒，能打開心輪、釋放內在壓抑，幫助我們放下對過去的執著，接納當下，並整合曾因創傷而分離的靈魂，帶來回歸與安定的力量。

紅膠花水晶則常用來穩定海底輪。其內含物形態千變萬化，有如彩帶般的華麗，也有深紅或接近黑色的沉穩質地。我的經驗是，深色紅膠花水晶穩定能量的效果更明顯，但選擇時仍建議依直覺挑選與自己最契合的那一塊。

而紅色石榴石同樣對應海底輪，具有再生與活化的力量。不論性別，都能藉由它重新喚醒內在能量，特別是在情感溫度與生活熱情上，帶來顯著的提升與啟動效果。

使用方式 ｜

選擇這三種水晶礦石──紫鋰輝、紅膠花水晶與紅石榴石，象徵著回歸、穩定與重生。

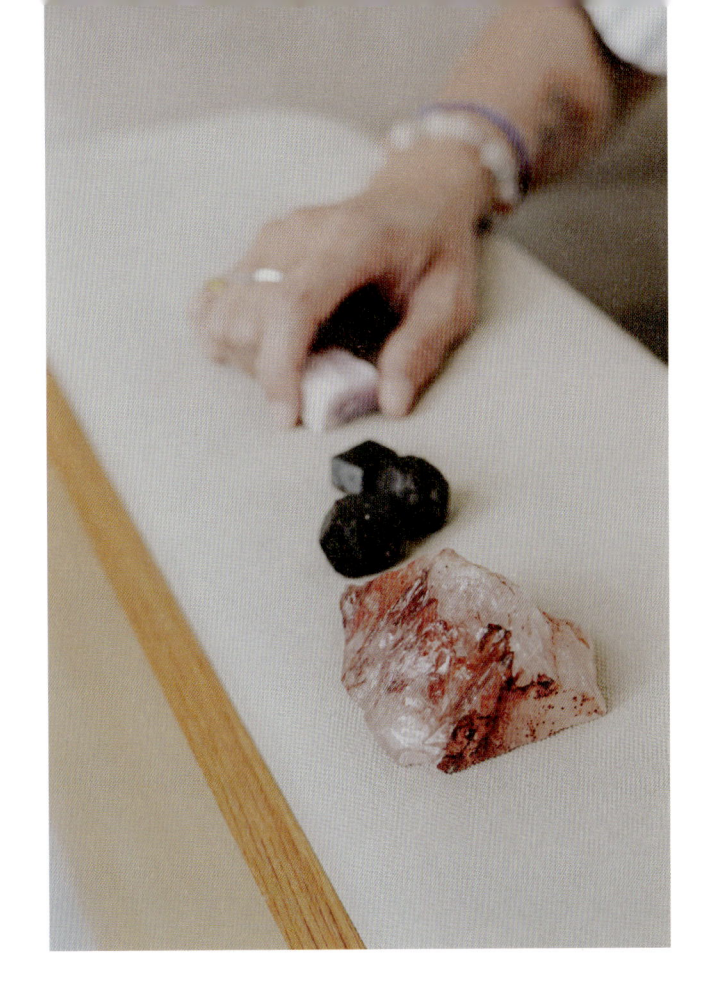

睡前將紫鋰輝置於胸口，而紅膠花水晶與紅石榴石則放在下腹部上。

啟動冥想

躺下後請深呼吸，將紫鋰輝放在胸口，專注於吸入溫柔與愛的能量，隨著吐氣將壓抑與擔憂一併釋放。將紅膠花水晶與紅石榴石放置於下腹部時，觀想海底輪的能量如熾熱火焰般被重新點燃，帶來穩定與再生的力量。這場療癒過程可隨時暫停，若能持續進行 30 分鐘，效果會更佳。

....

日常生活中，只要感覺需要更多的支持，便可隨身攜帶這些水晶礦石。請記得使用前後都要淨化。

> 個人成長與發展

在感情中
找到自我

[使用礦石 ｜ 海藍寶、白水晶、煙晶]

許多人在感情中渴望自我表達與建立真誠連結,而關鍵往往在於清楚且自在的溝通。這次療癒的主角是海藍寶——象徵平靜與保護的寶石,能有效提升喉輪能量,幫助我們自然地表達需求、不再壓抑情緒。海藍寶以清澈湛藍的色調著稱,猶如純淨海水,帶來深層放鬆。雖然常被視為守護旅行的礦石,但它對舒緩情緒、促進溝通也有極大助益。當喉輪被柔和開啟,曾難以啟齒的話與心聲將能順暢流動。

建議在情緒受阻、難以開口時進行這項療癒。開始前請先徹底淨化水晶與空間,營造出清新、安全、舒適的氛圍,並選擇一個私密的角落,為自己創造一段靜心的時光。

使用方式 ｜

1. 躺下後將煙晶放置於雙腳之間。能量穩定的煙晶會協助你扎根,並釋放多餘的緊張。
2. 將白水晶放在頭頂上方 2～3 公分處,以引入純淨的能量,清理思緒。
3. 接著將海藍寶放置於喉嚨的位置,其柔和的能量將輕輕包覆喉輪,為你帶來平靜。

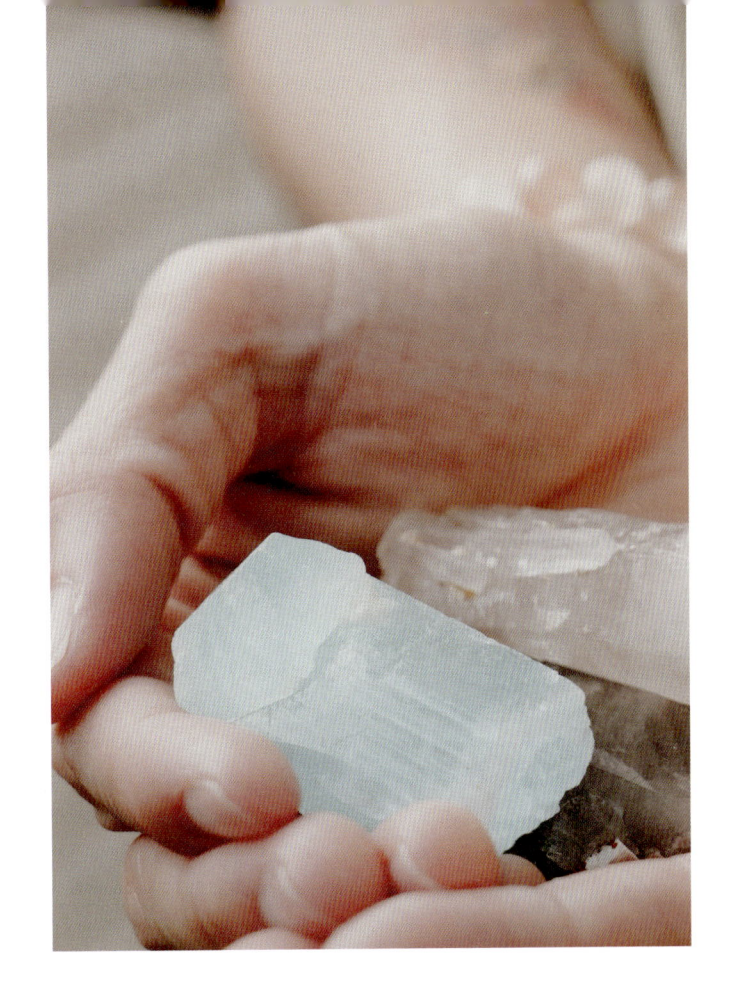

啟動冥想

閉上雙眼,觀想三道金光環繞全身,形成保護結界,帶來安心與放鬆。隨著深呼吸,感受海藍寶釋出的清涼能量流入喉輪,逐漸擴散至全身,帶來放鬆與溫暖。想像自己站在平靜海邊,聽著海浪聲,聲音如海浪般自然、有力,將無法訴說的情緒隨風釋放,心中充滿從容與力量。當感覺準備好時,緩緩睜開眼睛,回到現實。這不只是一次靜坐,而是一場與內在聲音的深層連結,讓你明白:每個情緒與想法,都值得被傾聽與表達。

結束療癒後,可隨身攜帶一顆小型的海藍寶,無論是放入口袋或戴在身上,讓海藍寶成為日常生活中的能量支持。當你感到難以開口時,不妨將它握在手中,讓礦石的力量提醒你:你值得被理解,也有權力說出心中的真實心聲。

> 個人成長與發展

腦筋變得
更靈活

[使用礦石 ｜ 紫水晶、魚眼石]

許多人常問，如何讓考試順利、企劃順利、思考更靈光。紫水晶與魚眼石都是活化頂輪的礦石，各有所長，搭配使用效果更佳。紫水晶有助於提升靈感與創意，讓思緒如閃電般湧現；而魚眼石則幫助理清思路，避免混亂，讓想法有條不紊地成形。這兩者合用，如同腦力的「快充組合」，一方面加強靈感輸入，一方面提升邏輯整理，特別適合準備考試、撰寫企劃或進行需要高效思考的工作時使用，讓思維更敏捷、運作更順暢。

使用方式 ｜

放置在常用的書桌上
當你需要專心閱讀或進行腦力激盪時，它們會幫助你進入高效狀態。

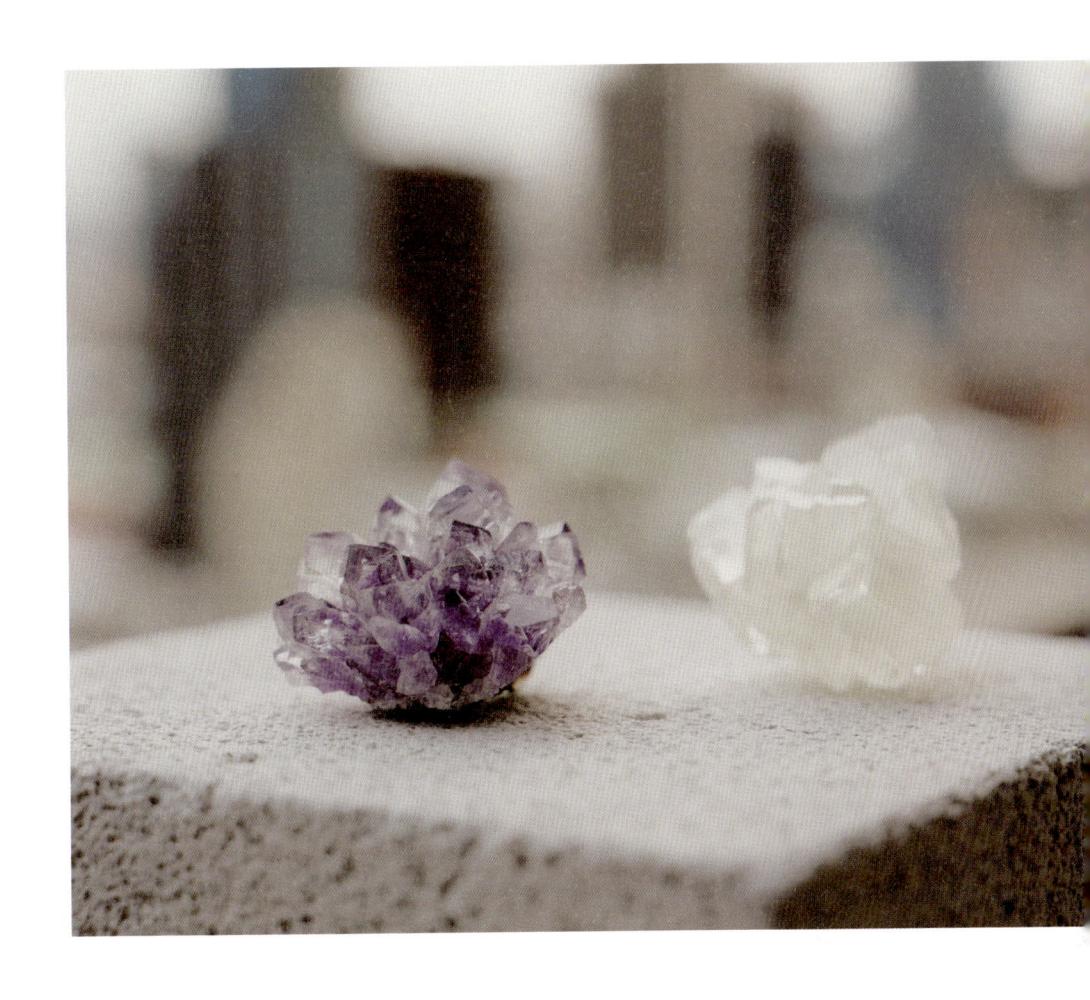

冥想搭配

輕輕握住紫水晶與魚眼石1〜2分鐘（通常建議握在左手，或是雙手捧著），閉眼深呼吸，將注意力集中於頭頂與額頭，想像思維像光芒般在腦中閃耀。

需要靈感的時刻拿起紫水晶；需要邏輯分析時拿起魚眼石：可以根據需求靈活切換，幫助你大幅提升專注力與應變力。

....

如果經常覺得腦袋轉不過來、容易卡住，不妨嘗試這個方法。長時間練習後，會發現自己的思考變得靈活、透澈，能像閃電般快速捕捉到最佳的答案。

> 個人成長與發展

提升專注力

[使用礦石 ｜ 紫水晶、白水晶、虎眼石]

前一篇提到讓腦筋變得靈活，這一篇則分享提升專注力的方式。當你讓思考活化之後，就要加強續航力，往更高的層次前進。

紫水晶對於活化頂輪、提升專注與清晰思考等功能，相信大家早已熟悉了。這次加入白水晶與虎眼石，形成更完整的「專注配方」。白水晶具全脈輪調和效果，不僅可強化頂輪清明感，也促進整體能量活化，讓專注自然流動、毫無壓力；而虎眼石則對應太陽神經叢，具備「快充」特質，能激發行動力與衝勁，特別適合應對緊急任務或短時間集中注意力的狀況。三者搭配使用，有助於你在身心協調下，高效專注、迅速行動。

使用方式 ｜ 將紫水晶和白水晶擺在書桌上，作為日常能量場的一部分。如果是需要短時間高效專注的情況，則可握住虎眼石，深吸幾口氣，在心中默念你的目標。這樣的過程不僅能穩定心神，還能讓專注力快速提升。若將 3 顆礦石放在附近，讓能量協同作用，效果會更好。

試著每天花一點時間感受這些礦石的能量，久而久之，會發現自己不僅思考更靈光，連專注力的持久度都更上一層樓。

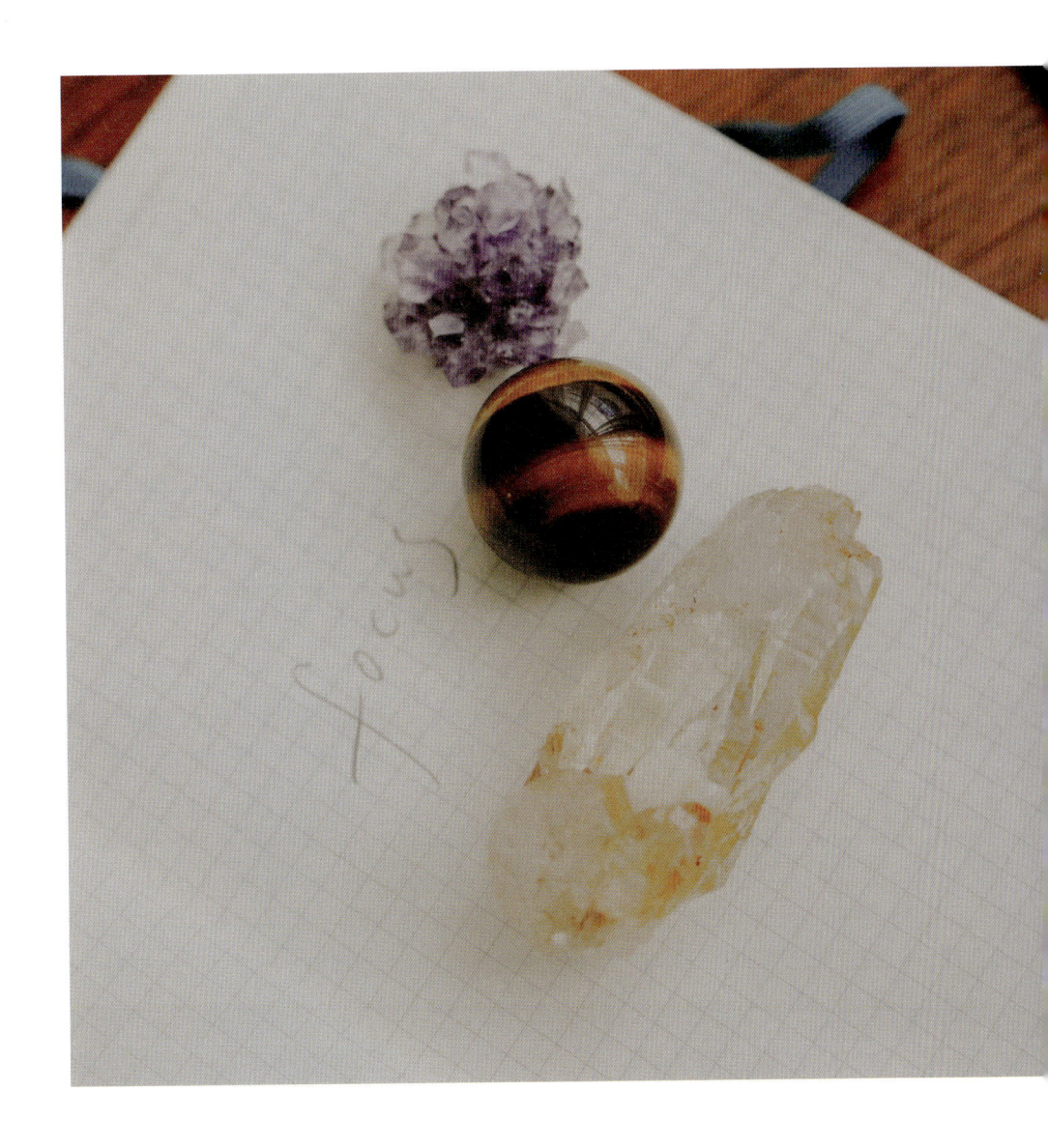

> 個人成長與發展

高效運用時間

[使用礦石 | 鈦晶、紫水晶]

很多人使用鈦晶主要是為了招財或提升業績，但事實上，鈦晶最強大的效果是增加行動力。當我們感到拖延或缺乏動力時，鈦晶能幫助我們打破這種情緒，激活太陽神經叢，提升行動力。它是礦石中活化太陽神經叢的翹楚，幾乎沒有其他礦石能與之媲美。

對於需要在短時間內集中精力完成大量工作的情境，如文書作業，鈦晶的能量尤為有效。它幫助我們快速啟動行動，完成任務。同時，可搭配紫水晶使用，紫水晶的能量能提升專注力與直覺力，尤其適合需要深度思考或創意發想時。它有助於過濾雜念，讓人快速進入工作狀態。

紫水晶與鈦晶的結合是一個平衡的配方：鈦晶激發行動力，推動我們完成任務；而紫水晶則穩定思緒，幫助我們兼顧效率與品質。這樣的搭配非常適合需要高效且注重細節的工作環境。

水晶療癒練習

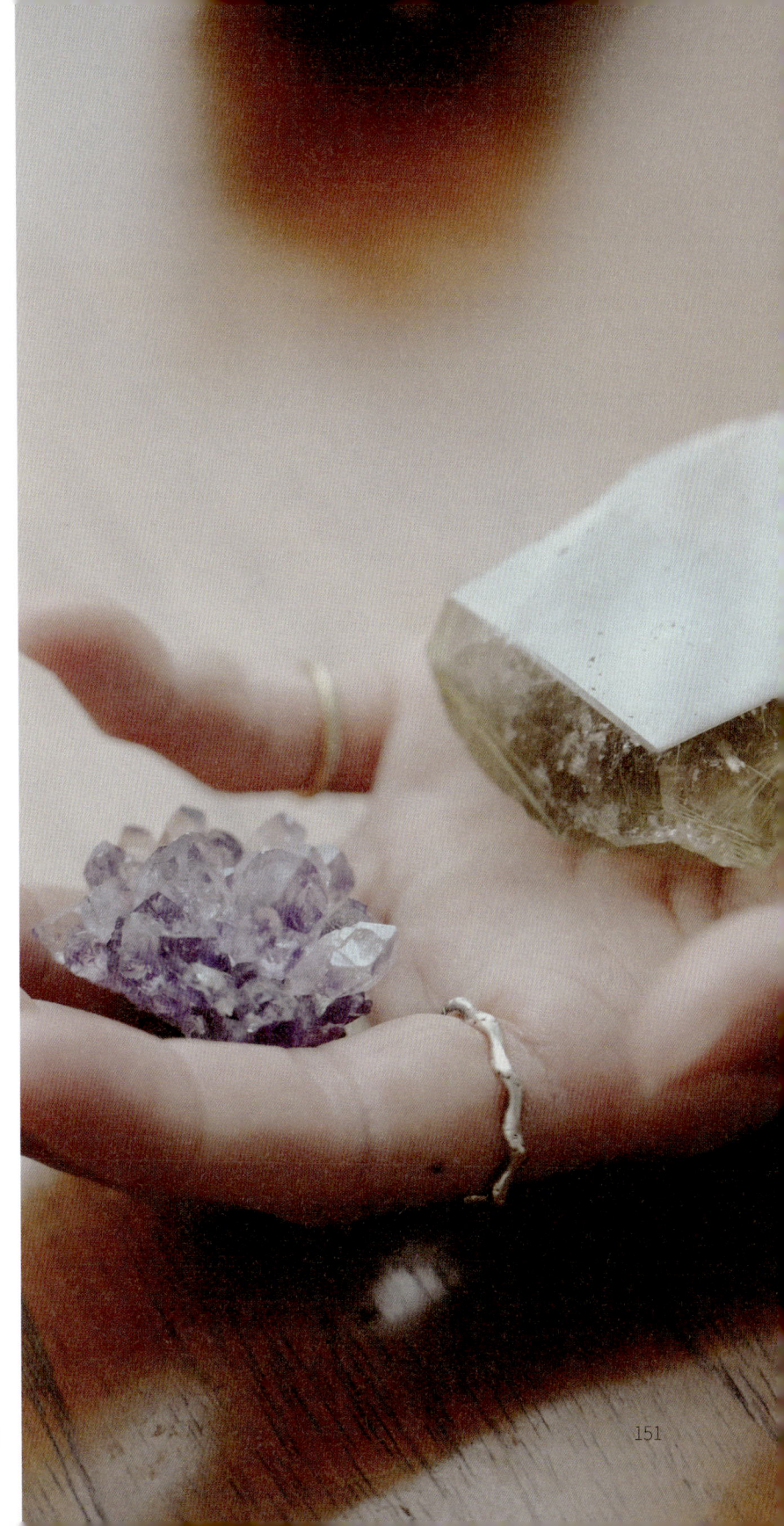

日常水晶療癒

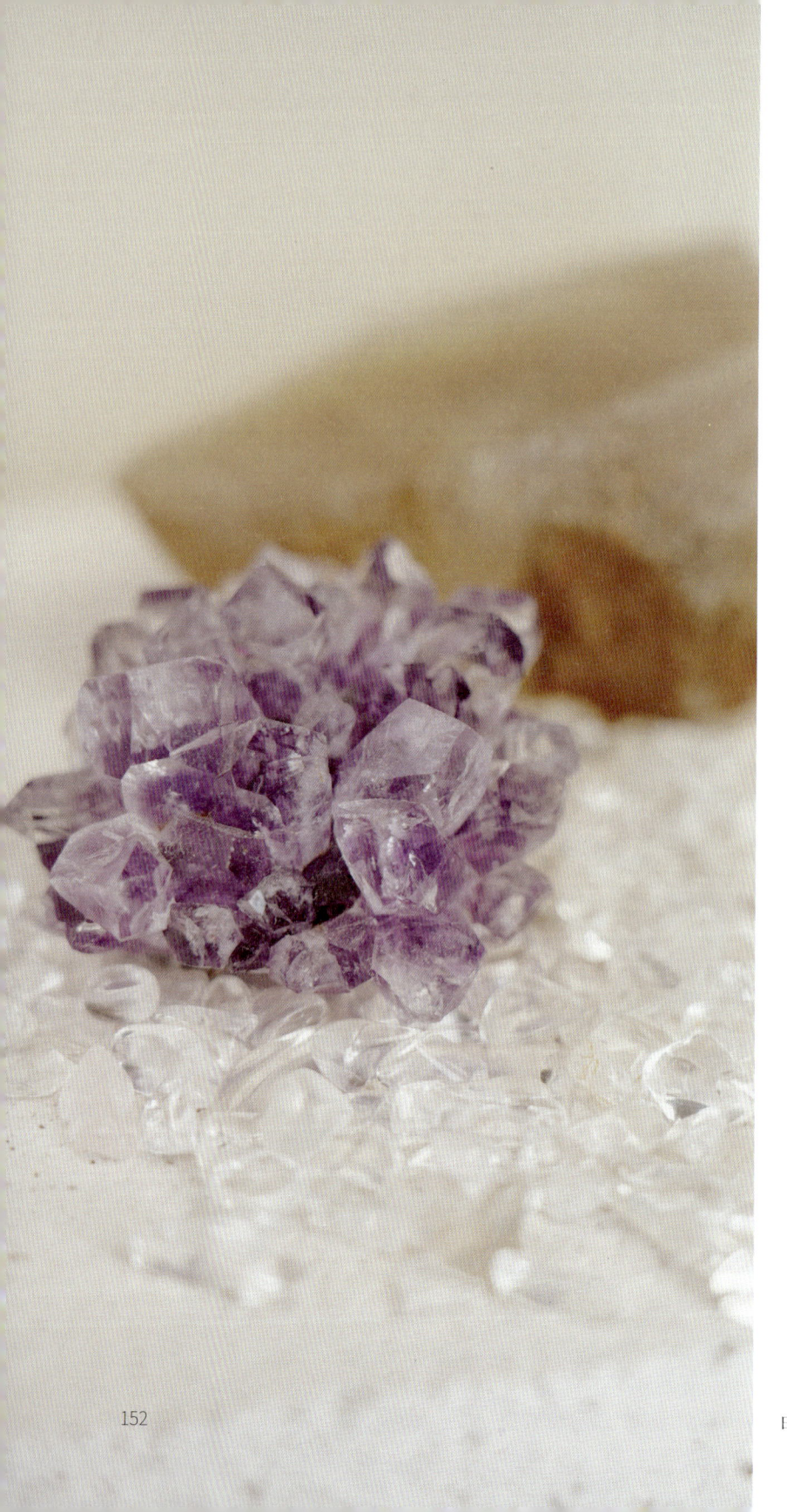

使用方式 |

隨身攜帶

紫水晶與鈦晶放在口袋或包包裡，讓這兩種能量隨時陪伴。但請記得要用柔軟的袋子分開裝好，以免碰撞損傷。

放置於環境中

將紫水晶放在桌上，幫助平穩情緒並提高專注力；鈦晶則可放置在靠近太陽神經叢的位置，例如椅子旁或是胸前配戴，直接激活行動力。而我自己會在需要時，用左手握著。

冥想搭配

在工作開始之前，可以左手握著鈦晶和紫水晶，進行 3～5 分鐘的深呼吸冥想，讓礦石的能量與你融合在一起。

這樣的高效組合不僅能幫助自己在繁忙的日程中保持最佳狀態，也能讓你在完成每個階段性的任務後感受到滿足與成就感。對我而言，鈦晶和紫水晶的組合，就像完成任務的最佳助手，推薦給每一位想要提升效率與專注力的朋友！

個人成長與發展

好好休息

[使用礦石 ｜ 煙晶、白水晶、熊貓瑪瑙]

這個療癒處方分成兩個部分，一個是睡前療癒，另一個是睡眠的陪伴。平時我會建議大家在睡覺前使用煙晶以及白水晶進行整體能量淨化，主要是希望能移除來自內在以及外在的負面能量，並且利用白水晶的純淨，在睡眠前替靈魂進行洗滌。可以想像成替能量洗個香噴噴的澡，然後用高品質的保養品滋養靈魂。

使用方式 ｜

儀式準備

躺在床上，將白水晶放在頭頂上方約 2～3 公分處，不需緊貼皮膚，只要靠近即可。接著，稍微坐起身，將煙晶放在雙腳之間的正中央，讓水晶穩穩地放著。（不用擔心擺放的準確度，只要大致位置正確，效果不減。）

啟動冥想

躺下後，閉上眼睛，將注意力集中於自然呼吸上。感受白水晶的清澈能量從頭頂流入，像柔和的光輝灌注內心，想像白水晶像是一面純淨的鏡子，照亮身體的每一個細胞，更新能量，讓你回到最純粹的狀態；同時，煙晶的穩重力量從雙腳傳來，吸附你的焦慮與不安，猶如溫暖的手輕輕托住自己，帶來深深的安穩感。

睡覺時，建議將熊貓瑪瑙放在枕頭下、床邊或握在手中。這種可愛的水晶被譽為「噩夢剋除器」，瑪瑙本身具有平靜的能量，而熊貓瑪瑙則能有效減少多夢與惡夢。使用後，許多人發現更容易平靜入睡，我自己也相當有感。此外，熊貓瑪瑙的硬度較高，不必擔心握著睡覺時掉到床下損壞，只要注意下床時不要踩到，不然可能會變成另類的腳底按摩。

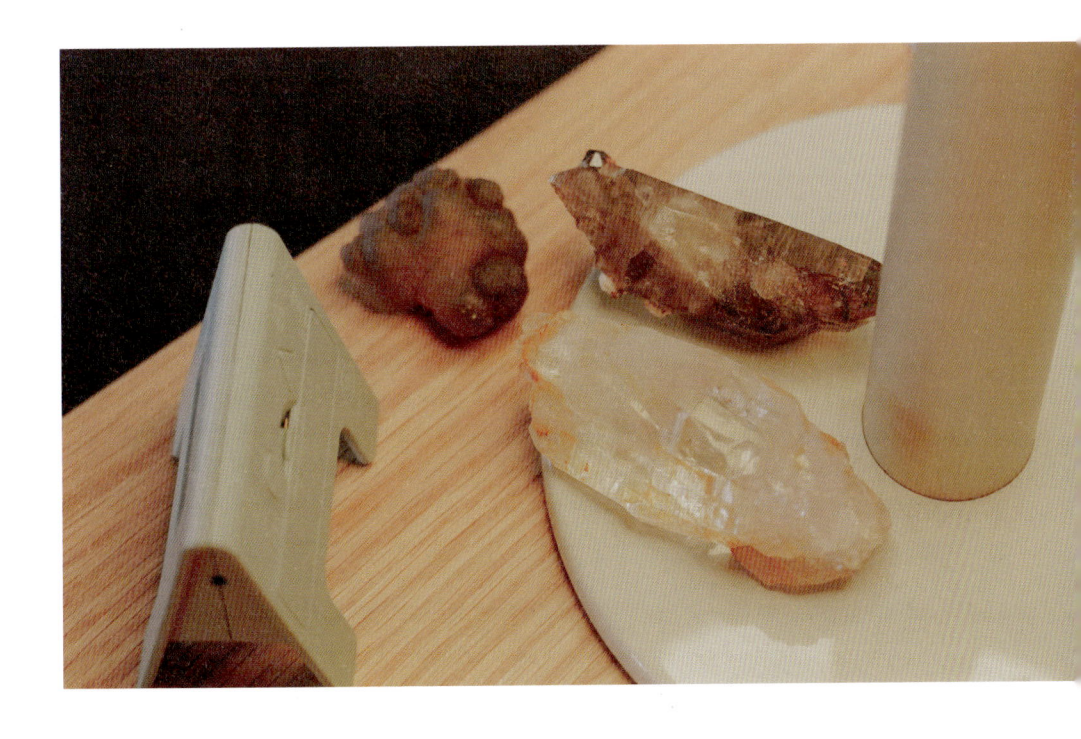

水晶療癒練習

個人成長與發展

不再感到焦慮

[使用礦石 | 粉晶、黑碧璽、透石膏]

壓力往往從四面八方湧來，無論是社會現實、經濟負擔，甚至來自童年或累世記憶中被灌輸的壓力，常在我們不自覺的瞬間，焦慮與恐慌便悄然入侵。此時，我們所需要的，是覺察，並將緊繃的內心鬆開。請記得，我們其實能在生活中找到許多支撐自己的資源──快樂的回憶、喜歡的小物件，甚至是翻看自己珍藏的美麗照片，都是很棒的方式。

這次的「不焦慮配方」，適合在意識到自己「可能有些不對勁」時使用。請找一個安全、能夠躺下放鬆的環境，準備好本次需要的 3 顆礦石，開始進行療癒。

使用方式 |

1. 將黑碧璽放置於雙足之間，可以將焦慮與恐慌排出，並且防止惡意能量接近，鞏固海底輪。

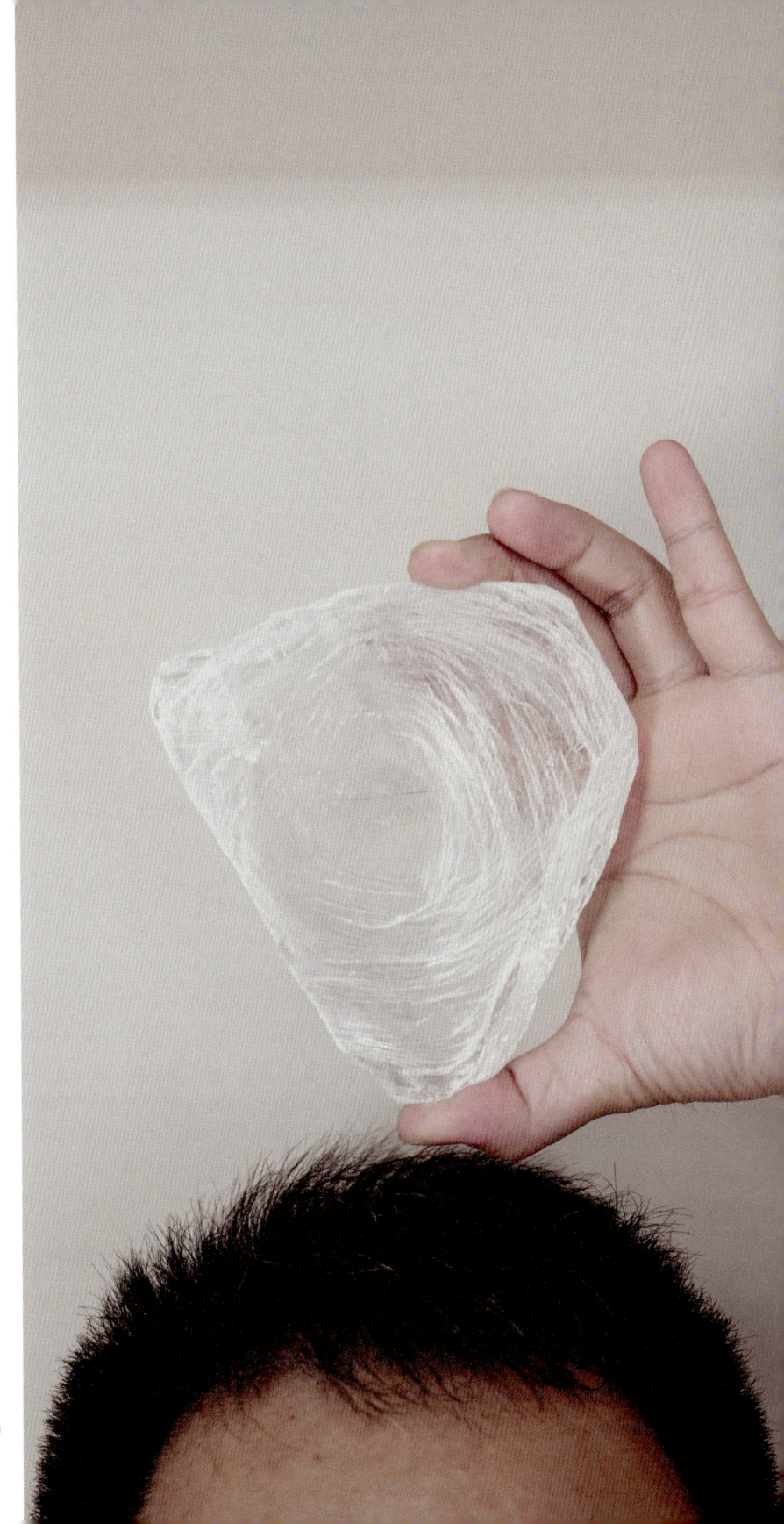

水晶療癒練習

2. 請將粉晶放在胸口。可以鎮定情緒，療癒破碎的心，對於激動的反應、焦慮的狀態會很有幫助。你也會發現在使用的時候，因情緒影響的快速心跳將慢慢的趨近平穩。
3. 將透石膏放在頭頂上方 2～3 公分處。能量振動非常純淨的透石膏，可以替使用者帶來極佳的穩定效果，化解緊張。這就是為什麼會選擇透石膏而非白水晶的原因，此時我們需要更直接有效的礦石。

啟動冥想

1. 當 3 顆礦石都已就定位，請閉上眼睛，慢慢吸氣，想像自己將清新的空氣吸進體內，這股氣流像是一道溫暖的光，輕輕填滿肺部，帶來安定的感覺。
2. 然後緩緩吐氣，把焦慮、緊張和壓力釋放出去，就像一陣輕煙飄散在空氣中。此時，腳下的黑碧璽正在幫助你穩定能量，像大地般支撐著你，讓所有的不安順著地氣流動，感受到踏實與安全。
3. 胸口的粉晶輕輕貼著心口，散發出溫柔的粉色光芒，像是一雙溫暖的手安撫著情緒，協助釋放壓力，感受到愛與療癒的力量。
4 而頭頂上的透石膏散發著純淨的白光，慢慢地清理雜亂的思緒，就像微風吹過水面，讓內心變得平靜而清澈。

在這個過程中，輕聲默念一句安撫自己的話，例如：「我很安全，我可以放鬆」、「我允許自己安靜下來」、「一切都會好起來」。

儀式後的能量整合

當你感受到焦慮已經逐漸減輕，心跳趨於平穩，可以慢慢地睜開眼睛，伸展一下身體，讓自己回到現實世界。然後收起礦石，感謝它們的陪伴與幫助。

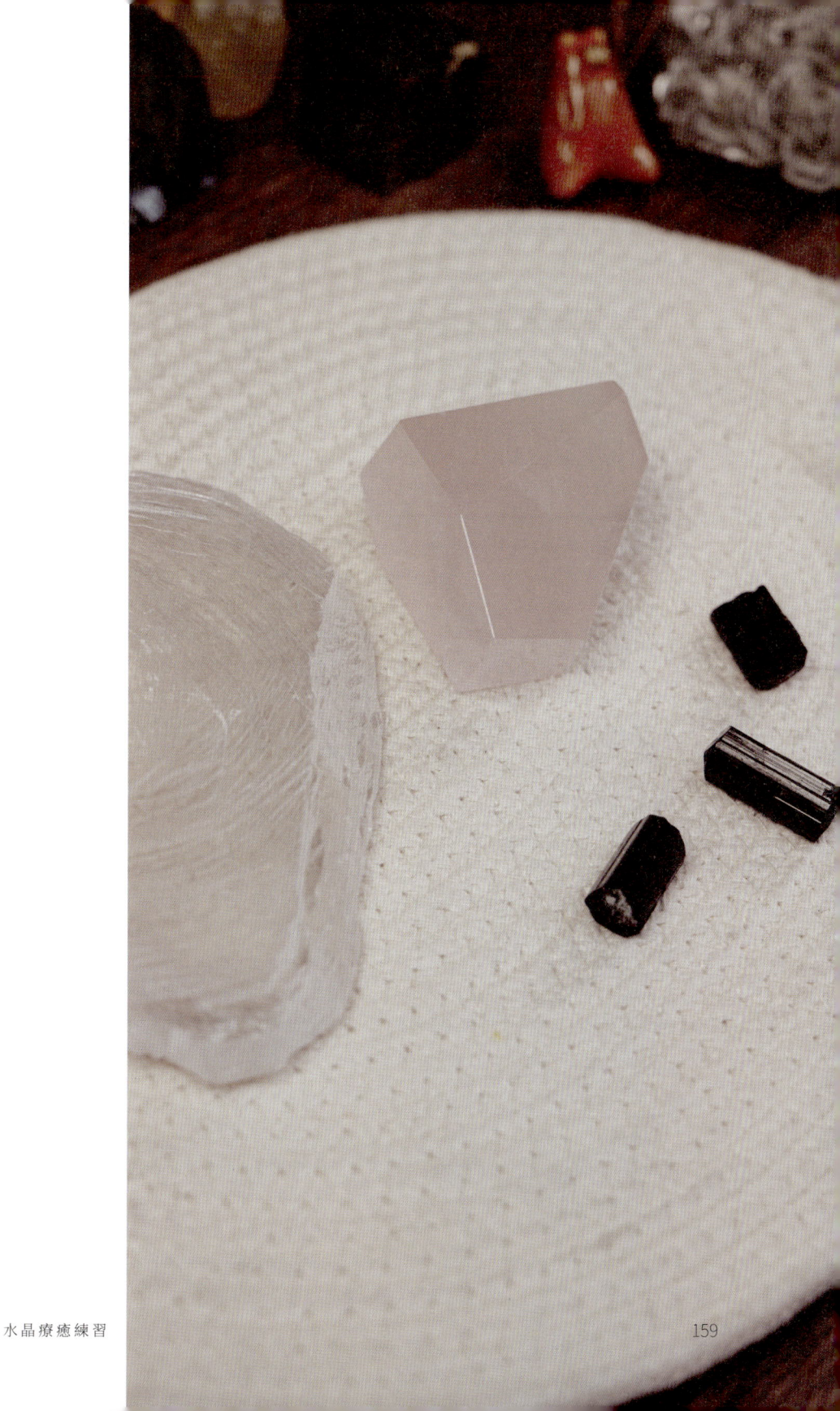

水晶療癒練習

> 個人成長與發展

跨出舒適圈

[使用礦石 | 鈦晶、白水晶、煙晶]

所謂的舒適圈，其實有著多重面向，包含讓人感到安心的舒適圈，也可能是限制自我成長的框架。每個人對生活的期待與選擇都不同，有些人希望持續走在熟悉的路上，有些人則渴望踏上全新的生命旅程；也有人在低潮期感到不安，盼望自己能重新振作。無論你正處於哪一種狀態，都可以透過這套處方給自己一些支持與助力。

使用方式

1. 進行療癒時，將鈦晶放在肚臍上方，平時請隨身攜帶。選擇鈦晶主要是因為它對太陽神經叢的充電效果非常顯著。當你感到缺乏自信或決斷力時，鈦晶能夠強而有力地幫助我們重拾力量。這也是許多人認為鈦晶能招財的原因。實際上，鈦晶幫助我們充滿應有的能量，強化決心與氣勢，以更大的勇氣迎接未來的挑戰。
2. 將白水晶放在頭頂上方 2～3 公分處。白水晶除了對應全脈輪外，我認為它很特別的功能就是清除質疑。當所有脈輪都被充電並清理完成後，思考會變得更加清晰。因此，將白水晶納入這個療癒配方中，效果非常好。

3. 請將煙晶放在雙腳之間。經常使用煙晶的人會發現,它的作用不僅僅是防止小人,更重要的是幫助我們腳踏實地。煙晶能讓人重新聚焦於現實,從夢想的起點踏實邁步,避免過於理想化,提醒著實際行動的重要性。

啟動冥想

建議在睡前進行水晶療癒,每次大約 15 ～ 20 分鐘左右。療癒過程中,專注於呼吸,感受水晶帶來的能量流動。試著想像自己理想的模樣,描繪心中嚮往的未來,並讓這份信念內化成你的動力。

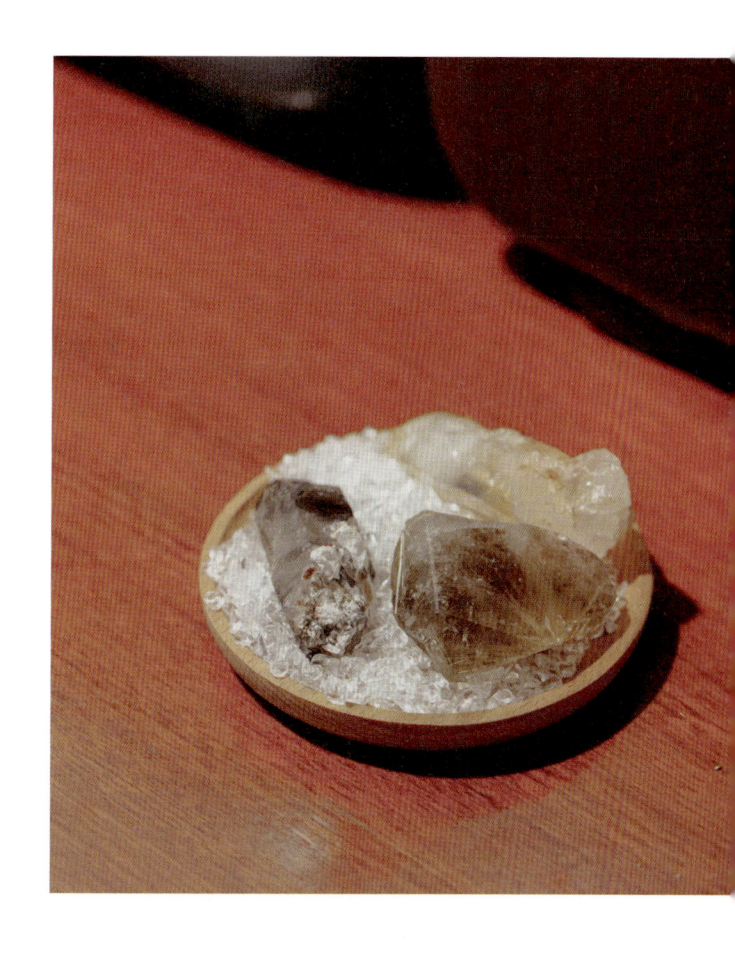

> 個人成長與發展

迎接豐盛

[使用礦石 ｜ 黃水晶、白水晶]

財富與健康是每個人生活中重要的元素。這次，我想介紹五芒星豐盛模組，幫助大家吸引豐盛的能量。若想提升財運，需準備 5 顆黃水晶和 1 顆白水晶；若要增強貴人運，則可以使用紫水晶。接著，將運用五芒星水晶陣法來啟動這股豐盛能量，讓每個人都能更好地迎接財富與機會的到來。

五芒星並非邪惡或可怕的象徵，許多高頻能量的使用者會定期啟動它，效果顯著。五芒星的作用是引導諸神的原力與助力進入你的空間，帶來創造力與保護能量。五芒星的頂端象徵靈性，其他四個角則代表地、水、火、風四種元素。當這些元素融合於這個神聖形狀中，便能形成強大的防禦與保護力量。傳統上，五芒星常被用來吸引豐盛與繁榮，能像盾牌般守護財富與機會。這個水晶陣可隨時擺放，但若希望為生活帶來新契機，建議在夏至啟動，使能量流動與轉化效果極大化。

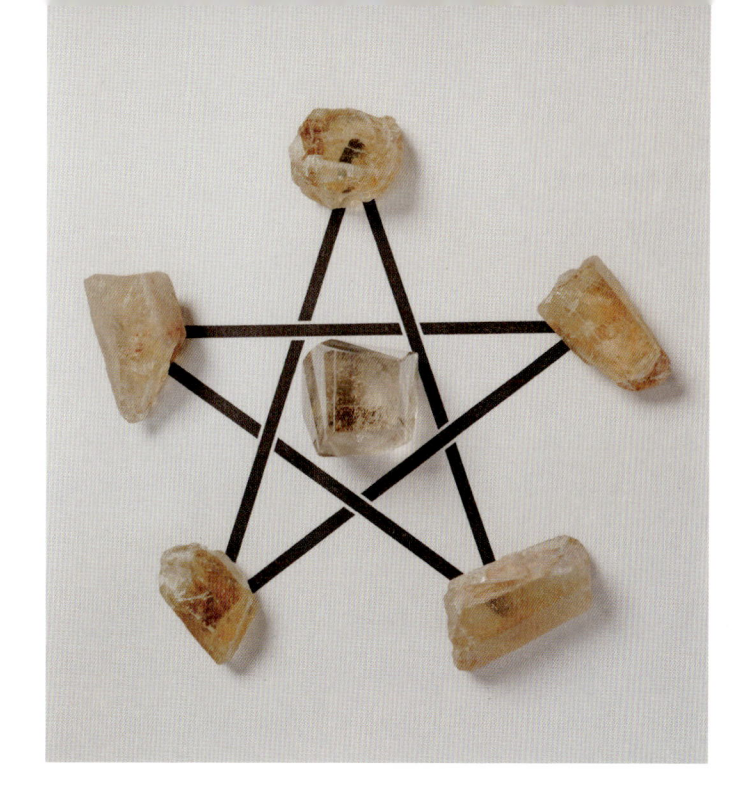

使用方式 |

儀式準備

在開始擺放水晶陣之前，請先將擺放的位置清理乾淨，並替水晶進行清潔與淨化，讓礦石回到純粹的狀態。擺放時，請專注於自己迎接豐盛的模樣，並在心中明確感受到處於豐盛氛圍中的感覺，這樣能加強水晶陣的共振效果。

布置水晶陣

1. 依序擺放 5 顆黃水晶，從頂部 → 右下 → 左上 → 右上 → 左下。
2. 最後，將白水晶放置在中央，作為整體能量的匯聚點。

建議每個月依照相同順序，將水晶取下進行淨化，同時清理擺放的位置，然後再次設置水晶陣。最佳的擺放時機為新月，因為新月的能量有助於新的開始，讓財運與機會得以重新啟動與增長。

水晶療癒練習

> 個人成長與發展

過渡期的準備

[使用礦石 | 拉長石、水草瑪瑙]

在轉換工作或剛畢業後,人生步入新的階段,難免會產生「我是誰?我在哪裡?」的迷惘感。這段時期,就像站在旅程的分岔路口,過去熟悉的一切逐漸遠去,而未來的方向仍然模糊不清。此時,選擇適合的水晶來穩定內在、引導新機會,能幫助你在過渡期找到自己的節奏與定位。

使用方式

拉長石以其神祕的變彩光澤著稱,是過渡期的理想礦石。它的能量像極光般變幻,象徵著無限可能,幫助你適應變化、激發潛能並提升直覺力。當迷茫無路可走時,拉長石能穩定內心,增強信心,讓你在未知中找到方向。

隨身攜帶

使用原礦或配戴拉長石手鍊,讓礦石的能量時刻伴隨,不妨在思考未來的方向、滑人力資源網站時使用,握在手上即可。

水晶療癒練習

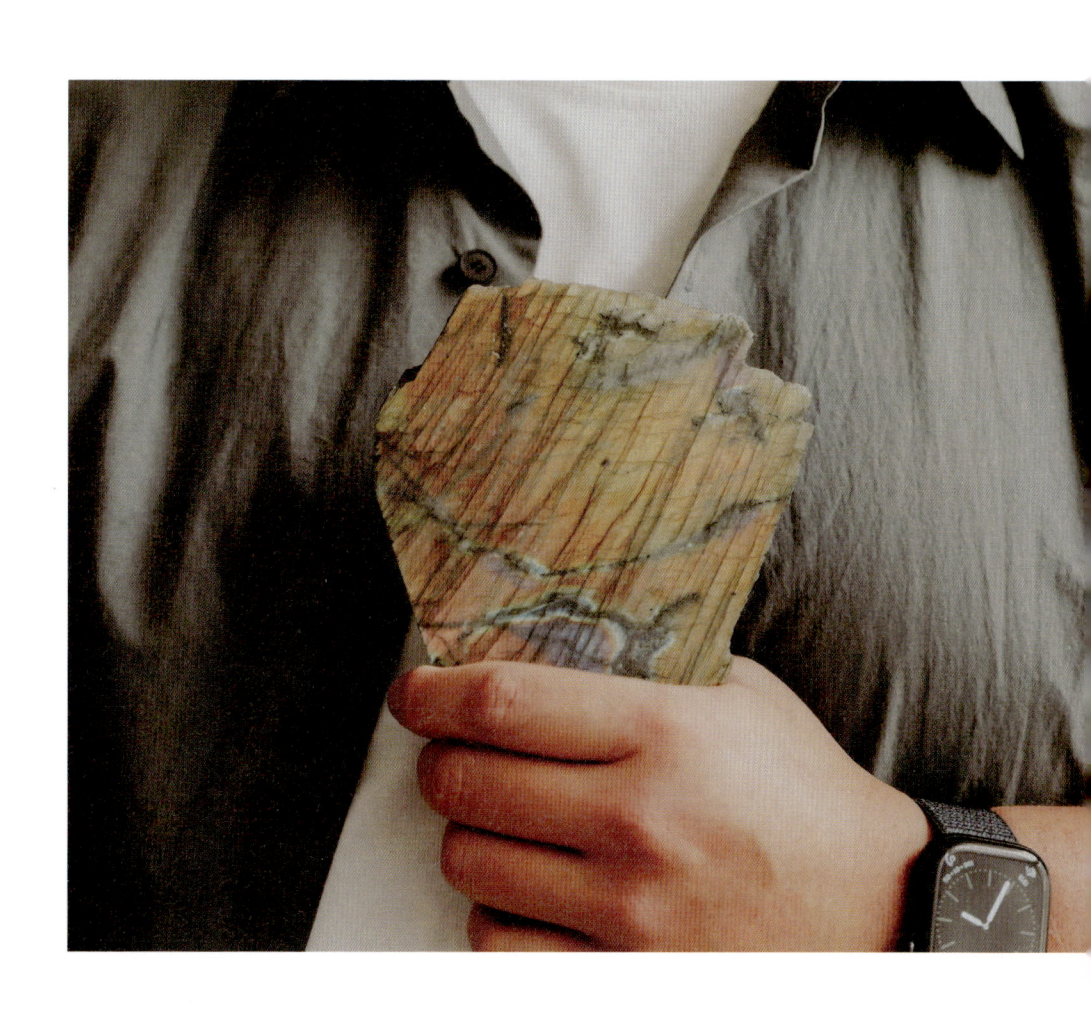

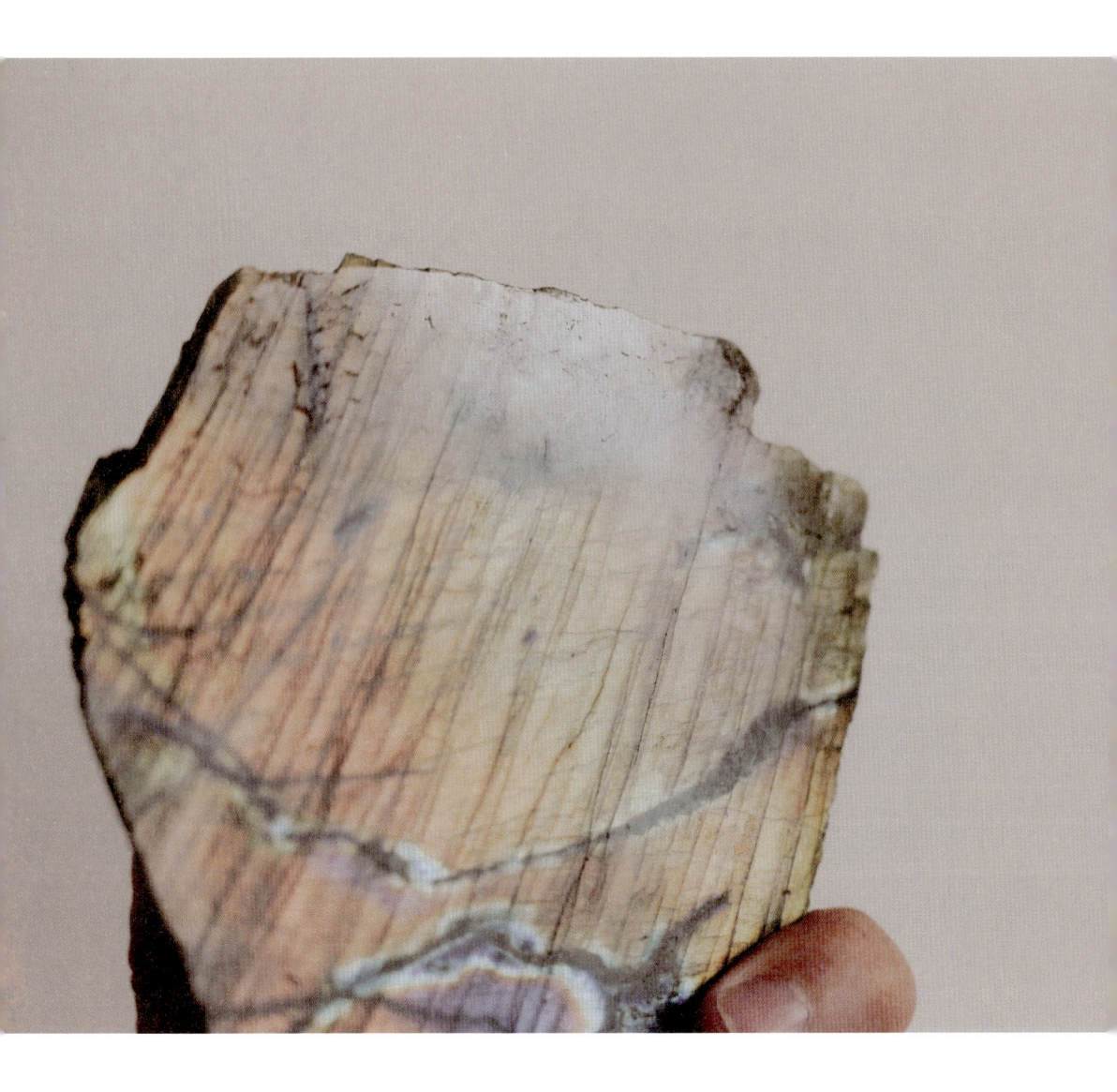

放置於環境中

將拉長石擺放在工作桌或床頭邊，協助整理思緒，讓混亂的狀態逐漸明朗化。

冥想搭配

在焦慮或迷惘時，手持拉長石進行冥想，想像自己的能量與礦石的光芒融合，讓變化帶來成長，減低恐懼。

○

水草瑪瑙的特質溫和並具有重生的能量。可讓使用者在變動的環境中，依然保持柔軟與穩定。這樣的礦石能幫助你與大地連結，能量不再漂浮不定，進而找到屬於自己的節奏與步調。

放置於環境中

過渡期往往伴隨著許多決策與不安，將水草瑪瑙放在辦公桌或書桌上，能夠帶來穩定的支持。

儀式後的能量整合

如果你正處於轉換期，若空間允許，可設置一個簡單的正方形水晶陣，幫助自己順利的度過這段時光。

1. 中央擺放拉長石，象徵開啟新機遇、增強適應力。
2. 周圍環繞 4 顆水草瑪瑙，提供穩定與安心的能量支撐。
3. 每日花幾分鐘坐在水晶陣旁冥想，專注於自己的新目標與未來方向，讓能量逐漸整合並引導出前進的道路。

> 個人成長與發展

設立界線

[使用礦石 | 黑碧璽]

如果你常感到他人過於靠近或不舒服，或擔心遭遇情緒勒索與負面能量，黑碧璽將是最理想的選擇。它擅長吸收和化解負面能量，可有效抵禦能量攻擊，並幫助排除低潮與不適。若你身處充滿毒性的人際環境，如高壓職場或複雜的工作領域，隨身攜帶黑碧璽，將能建立保護屏障，提供完整的能量防護。

使用方式

隨身攜帶，打造個人能量防護罩

放在口袋：黑碧璽建議放在褲子右邊口袋，這樣能更接近海底輪，發揮最直接的保護作用。

配戴手鍊：建議戴在右手，幫助身體排除內部不好的能量，同時避免不必要的消耗與侵擾。

水晶療癒練習

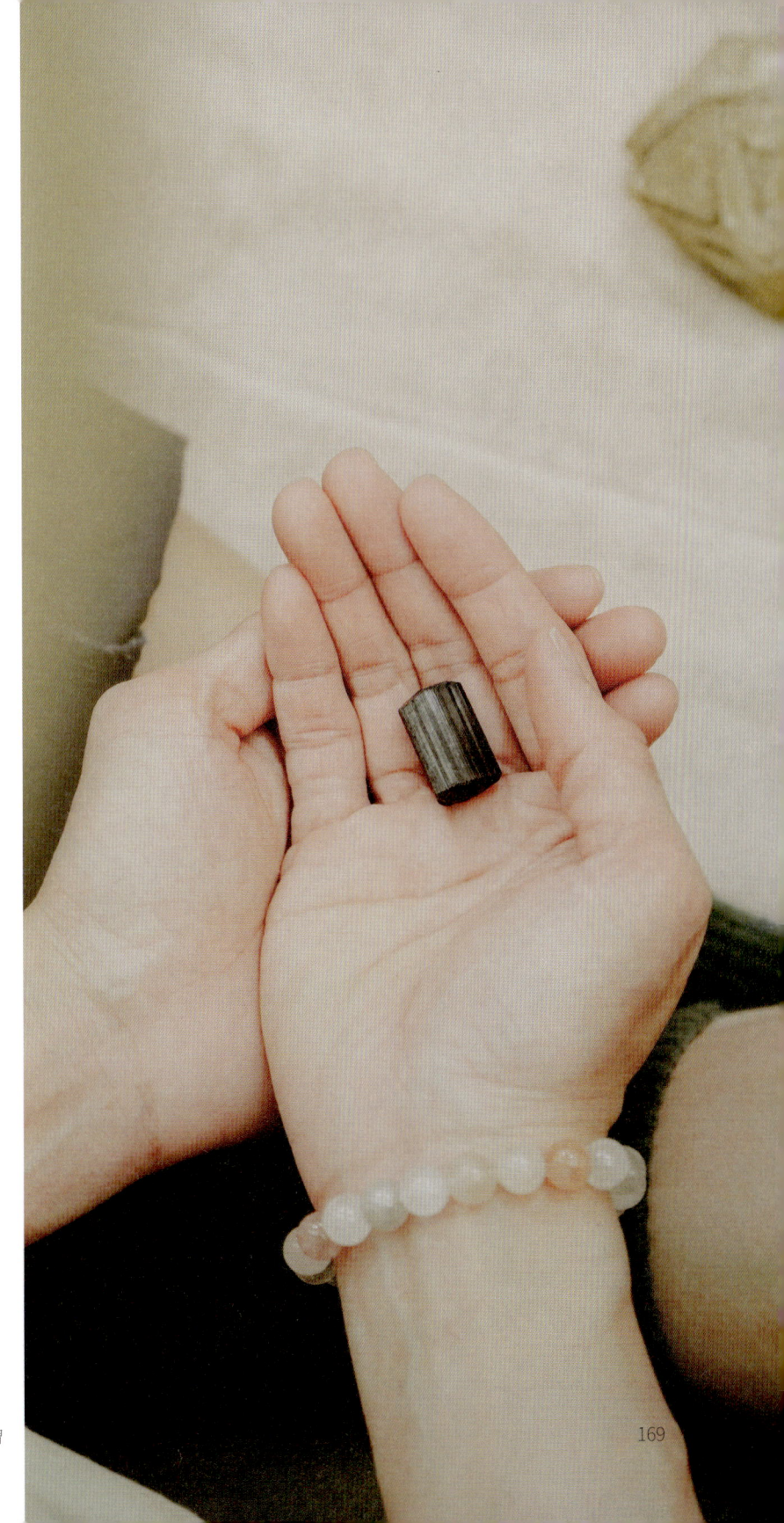

日常療癒

在一天的應對與消耗後，黑碧璽會累積大量負能量，因此，回家後進行「能量重置」是一個很好的方式。

步驟：

1. 準備 1 顆黑碧璽與 1 顆白水晶。使用煙燻或流水方式替黑碧璽進行簡單的淨化。
2. 將黑碧璽放在雙腳之間，把累積一天的負能量導出體外。
3. 將白水晶放在頭頂上方 2～3 公分處，幫助清理思緒，提升能量頻率。
4. 靜躺 15～30 分鐘，閉上眼睛，讓自己放鬆，即使睡著也沒關係，這正是黑碧璽療癒效果發揮作用的表現。

布置水晶陣

建議在玄關處或者是家中入口處擺放五芒星水晶陣。可以使用 5 顆黑碧璽及 1 顆白水晶。放置與淨化方式，可參考 P.162「迎接豐盛」的作法。

....

設立水晶陣可發揮盾牌的效用，也是我在工作室長期擺設的水晶陣。黑碧璽不僅是一種能量防護盾，也是一個提醒，提醒你設立界線，保護自己不被過度消耗。它有助於你，學會拒絕無謂干擾，從而帶來內心的平靜與力量。如果覺得世界過於吵雜、能量容易受影響，黑碧璽可成為你的穩定支撐，幫助你在自己的界線內，活得更加自在與安然。

個人成長與發展

重新建立信任

[使用礦石 ｜ 薔薇輝石、橄欖石]

信任的破裂往往源於過去的經驗，無論是來自家人、戀人、朋友或同事，這些經歷讓我們害怕再次受傷。雖然如此，我們依然渴望能夠相信，特別是相信自己與他人之間的真誠。此時，薔薇輝石與橄欖石能夠提供溫柔的支持，幫助療癒舊傷，勇敢地重新開放心扉，迎接新的連結。

薔薇輝石特別適合修補內心深處的不安，它能幫助我們放下自責與內耗，恢復內在的自信與安全感。它讓我們在受傷後，能保持柔軟，而不是封閉自己。與此同時，橄欖石則像陽光般帶來溫暖的能量，才能在傷痛過後仍能保持希望，重新感受愛與連結。

薔薇輝石與橄欖石的搭配，能幫助我們內外兼修，準備好迎接信任與關係的流動。這樣的療癒配方，不僅能修復過往的創傷，更能以健康的心態迎接未來的美好關係。

使用方式

隨身攜帶

幫助釋放舊有的情感創傷，提升自我價值感。

睡前療癒

除了日常攜帶，建議在睡前進行水晶療癒。如果白天發生了一些讓你感到不舒服的事情，或觸發了不好的回憶，可以在睡前躺下，將薔薇輝石放在下腹部上方，橄欖石放在胸口。進行深呼吸，感受水晶帶來的溫暖與支持，讓自己沉浸在平靜與信任的能量中。時間可自行調整，請放心、自在地進行。

重建信任需要時間，但不必急於求成。我們都希望在關係中感受到信任，而這份信任的基礎，其實來自於你是否足夠信任自己。許多時候，無法相信他人，可能是因為害怕自己的判斷會再次出錯，或害怕會再度受傷。因此，在重建信任的過程中，也需要學會與自己對話，告訴自己：

「我值得被愛，也值得被善待。」
「我可以選擇相信，也可以選擇放下。」
「我的內在足夠強大，能夠承擔未來的一切變化。」

當我們真正感受到這些信念時，信任自然會重新進入生命當中。而薔薇輝石與橄欖石，正是這段旅程中最溫柔且強大的支持者。

水晶療癒練習

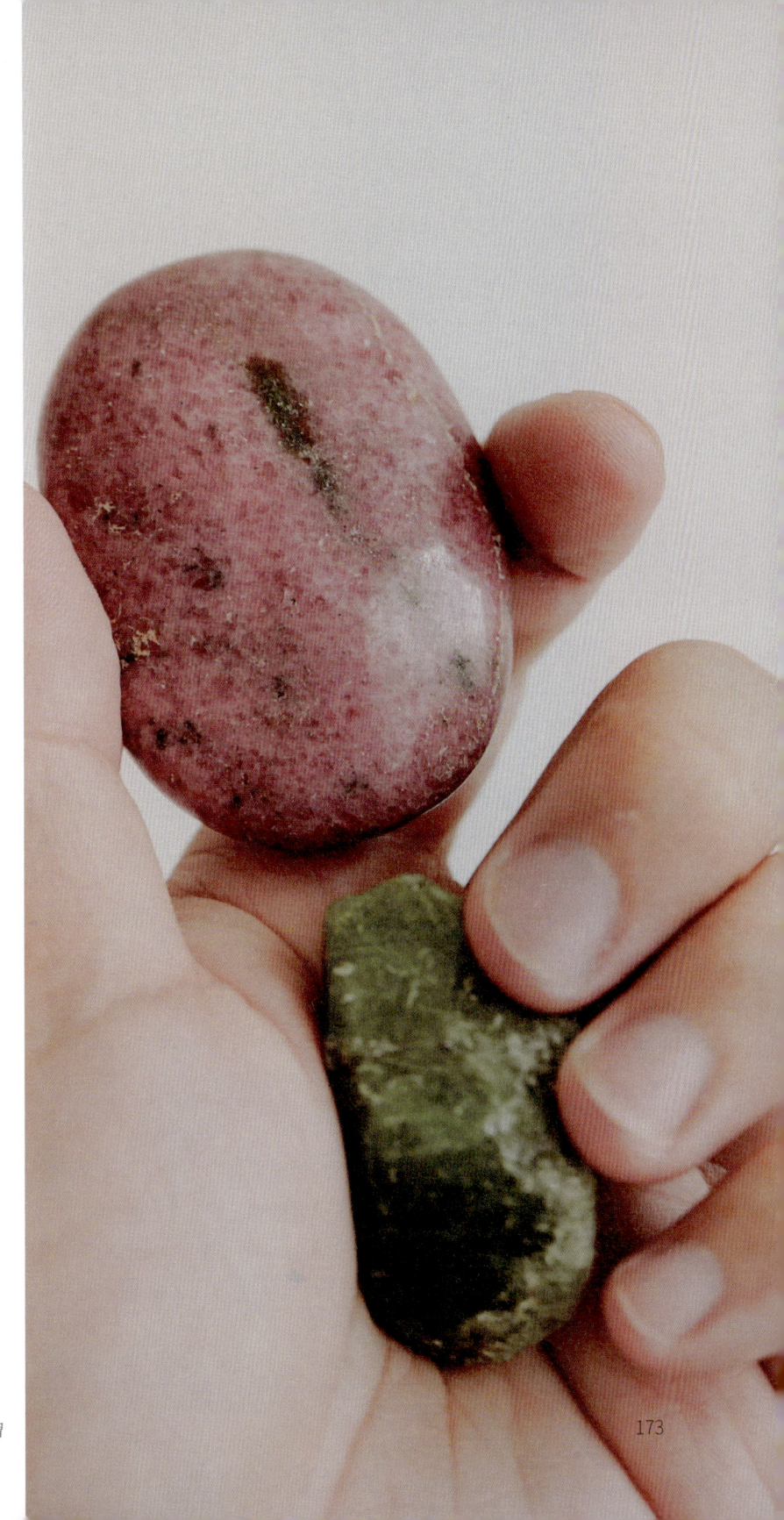

> 個人成長與發展

穩定內在

[用礦石 | 煙晶]

我喜歡煙晶的一個原因,是它能在我感到「不知道該怎麼辦」的時候,替我找回穩定。過去,我經常會被焦慮或恐慌觸發情緒,雖然這樣的情況需要專業的醫師評估與幫助,但更多時候,需要靠自己的努力來重獲自由。比方說,當我走進人多的地方,被嘈雜的聲音與氣息包圍;或是面對壓力巨大的會議室,心跳像被山壓住;又或者被逼迫回答問題時,儘管努力讓自己冷靜,卻還是無法控制恐懼和不安。這些時候,我並非不願意努力,而是內心真的感到害怕,無法自控。煙晶給予我極大的支持,它的能量沉穩如基石,讓我重新站穩腳步,找到重心,而不被恐懼牽著走。

煙晶是非常有效的接地礦石,能幫助海底輪與地球頻率連結,讓能量回歸穩定,避免過度受到外界影響。當你思緒混亂時,煙晶能釋放壓力,讓情緒恢復平靜。它的能量不如黑碧璽那般防護性強,而是著重於「安定」,像一雙溫暖的手輕輕扶持著,讓你感到安全,能夠深呼吸,把注意力帶回當下,減少恐懼與焦慮的影響。

水晶療癒練習

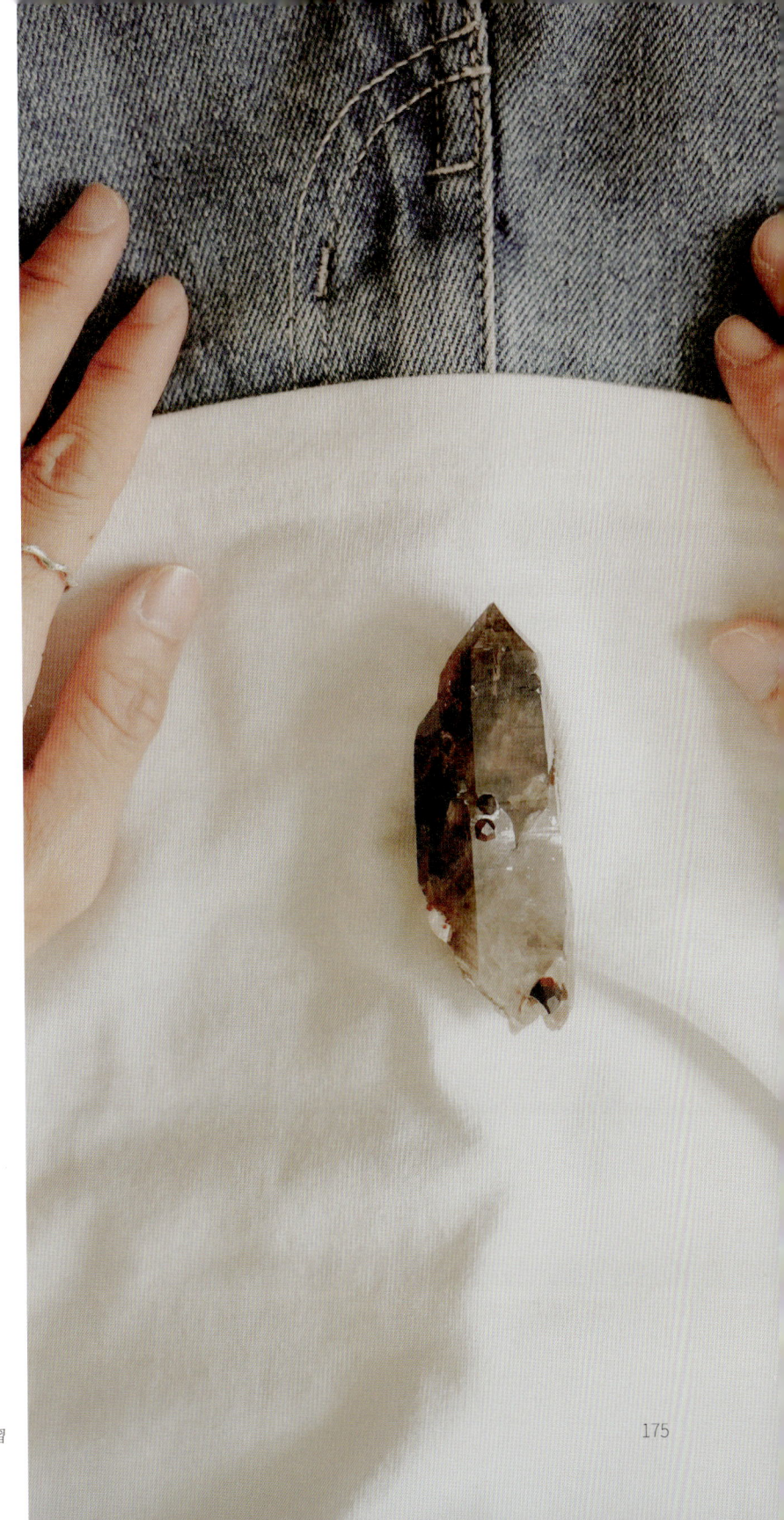

使用方式

隨身攜帶

如果你經常處於高壓環境中，不妨隨身攜帶煙晶。建議將它放在右側褲子口袋，因為煙晶對應海底輪，有助於讓能量快速回歸穩定。如果使用的是煙晶手鍊，則建議配戴在右手，可逐漸釋放累積的壓力與焦慮，讓身心恢復平衡與安定。

冥想搭配

當感覺焦慮無措時，可以拿一顆煙晶握在手中，然後閉上眼睛，專注於自己的呼吸，並想像自己腳底生出根系，慢慢地深入大地，與大地的穩定能量連結。這種方法特別適合在會議前、社交活動前，或是任何讓你感到不安的時刻使用。

睡前放置

如果你容易因焦慮而失眠，或者經常在半夜突然驚醒，可以將煙晶放在床頭或直接放在枕頭下，讓它的能量幫助你沉穩下來，使身心進入更深層的放鬆狀態。我平常很少建議大家在睡覺時使用礦石，但如果你真的感到非常不舒服，那麼可以考慮試試煙晶。特別是在睡覺時，將它握在右手，可以穩定情緒、釋放壓力，讓你安心入睡。

生活中的壓力與焦慮無法完全避免，但我們可以學習如何面對，並減少那些過度擴大的恐懼。讓自己明白：「即使現在感到害怕，我依然能站得住腳，依然可以選擇一步步前進。」當情緒失控、感到不知所措時，不妨讓煙晶陪伴，讓它的能量溫柔地支撐你，幫助你穩穩地、一步步地找回屬於自己的節奏與力量。

個人成長與發展

回歸自我

[使用礦石 | 白水晶、藍晶石、粉晶、煙晶]

在現代社會中，我們面對的壓力已不同於古人。如今的「危險」不再是野獸或戰爭，而是來自有毒的人際關係、親情與戀情。這些無形的壓力不僅影響情緒，更讓我們逐漸失去與內在自我的連結。我常在直播中分享：學會表達自己的需求，練習不委屈地溝通，是一條找回內在力量的重要之路。雖然不容易，但這正是療癒的開始。這個水晶配方中的主要礦石，能幫助使用者在這段旅程中穩穩站穩腳步，重新連結內心、找回力量。

這次的療癒配方中，藍晶石是主要礦石。它能協助使用者化解偏執與鑽牛角尖，並勇敢說出內心真實的想法。很多時候，我們明明清楚自己的感受，卻因害怕衝突、被拒絕或討厭而選擇沉默，讓委屈日積月累，最終成為內在的負擔。藍晶石可幫助我們釐清內心，鼓勵真誠溝通，也引導我們跳脫「命運使然」的受害者心態，認清自己的選擇與責任，在理解過去的掙扎中找到真正的平衡與力量，不再陷入無止盡的自我譴責。

粉晶則承載著修補的能量。我們在成長中多少都曾因不被理解或尊重而受傷，這些傷口讓人防備、畏懼信任。粉晶如溫柔的擁抱，協助釋放壓抑的情緒，帶來安慰與修復，讓我們重新感受到愛與接納。

煙晶的作用是排除負能量並接引地氣。在療癒的過程中，難免會浮現情緒波動與過去陰影，讓人陷入懷疑與恐懼。但煙晶能穩定心神，協助清理內在雜訊，維持清明，讓自己不再被過去拉扯。

最後，白水晶作為能量的放大器與淨化石，在這次療癒中扮演統整與協調的角色。它引進純淨的能量，協同所有脈輪一起工作，讓能量場能夠更加流暢。

使用方式

這次的水晶療癒非常適合在家中進行。由於藍晶石原礦較易掉落碎屑，建議在與身體接觸時，可以墊上一塊小手帕以避免散落。最適合的療癒時段為睡前或有需要時，每次進行約 15 ～ 30 分鐘為佳。

請選擇一個安靜、不受打擾的空間，將燈光調暗，讓身心慢慢進入放鬆的狀態，並記得事先完成空間的淨化，為整個療癒過程創造一個清淨、穩定的能量場。

1. 將粉晶放在胸口，修補內心的委屈與傷痕，帶來溫暖的能量。
2. 煙晶放在雙腳之間，幫助穩定能量，釋放過去的恐懼與不安。
3. 藍晶石放在喉嚨上方，幫助自己表達內在需求，讓話語流動，不再壓抑。
4. 白水晶放在頭頂上方 2 ～ 3 公分處，清理整體能量場，讓所有的水晶能量協同運作，提升療癒效果。

閉上眼睛，深呼吸幾次，感受每一次吸氣時，讓清新、輕盈的能量進入身體；而每次呼氣時，將壓力、不安、委屈從體內釋放出去。在心中默念：「我允許自己說出真正的需求，我值得被聆聽。」也可以依照當下的感受，讓水晶的能量引導你的思緒，允許自己釋放過去的壓抑，進入更自由、更開放的狀態。

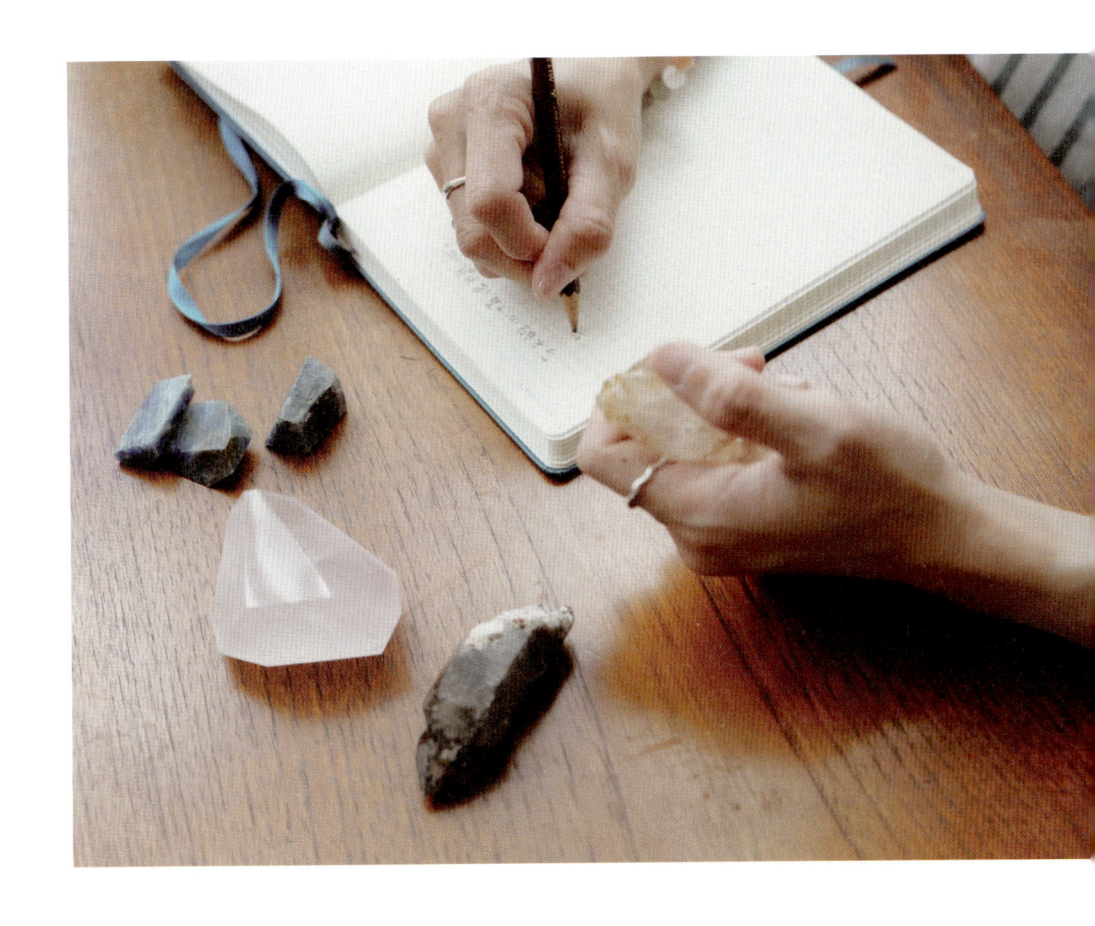

儀式後的能量整合

當你覺得能量已經流動了一段時間,可以慢慢地睜開眼睛,感受身體與情緒的變化。有些人會覺得身心輕盈許多,有些人則可能會釋放許多情緒,感受到一種放鬆後的疲倦感,這都是正常的反應。此時,可以喝一杯溫水,讓能量穩定下來,並且幫助身體將釋放的情緒代謝掉;如果是在睡前進行,可以直接入睡,讓水晶的能量持續作用一整晚。

當你覺得自己迷失了、找不到內心的平衡時,這組水晶配方將是最棒的療癒組合。
「你值得擁有一個不委屈自己的生活,你的聲音值得被聆聽。回歸那個真實且被愛的自己。」

| 個人成長與發展 |

聆聽宇宙安排

[使用礦石 | 青金岩、透石膏]

有時,總覺得自己已經很努力,但仍感覺少了些什麼,或者覺得走在正確的道路上,卻突然掉進了絕境。這樣的情況,我曾經歷過。當我們過度執著於困境,認為事情未按預期發展時,會產生焦慮與懷疑;但回頭檢視過往的經歷,會發現,當時無法接受的變化,最終引領著我們走向更好的道路。

這次的水晶療癒組合,能讓我們理解宇宙的安排,放下過度控制的執念,找到真正的方向。青金岩能開啟眉心輪,提升直覺與洞察力,幫助我們敏銳地接收宇宙的指引。許多時候,因為過於理性,習慣用邏輯思考一切,卻忽略了內心的聲音與宇宙的訊息,而青金岩的能量正是協助大家在迷惘時可以找到答案。

而透石膏,作為少數能自我淨化的礦石,能清理能量場,提升頻率,讓能量場與宇宙保持一致,更容易感受到宇宙的指引。許多時候,我們無法接收宇宙的訊息,是因為能量場混亂、情緒焦躁。透石膏能清理這些,使直覺更清晰,與宇宙的連結更緊密。

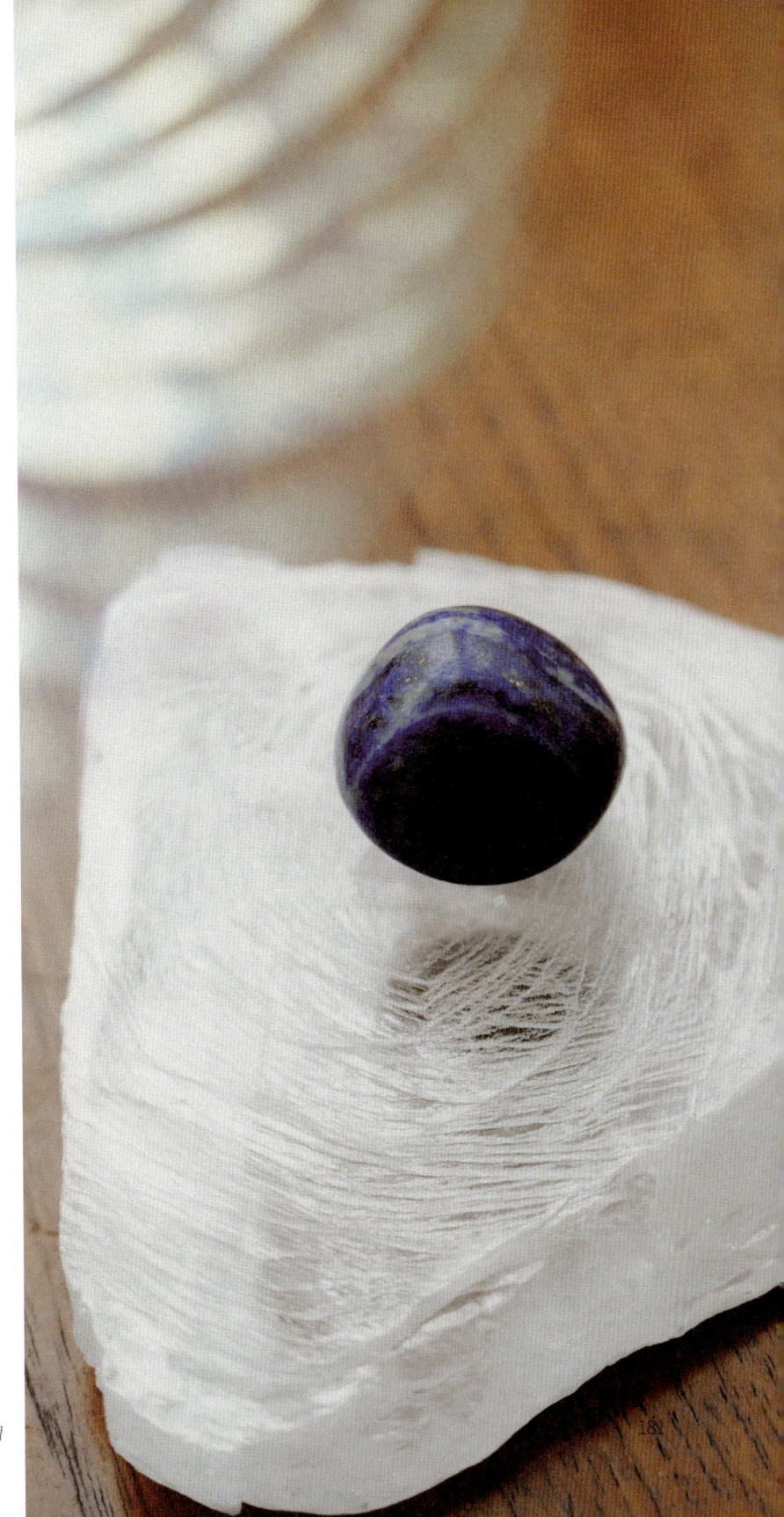

水晶療癒練習

如果你正處於人生的轉折點，或對未來方向感到迷茫，試試這個水晶處方，幫助你進入更高頻的狀態，讓宇宙的訊息清晰地傳達給你。

使用方式 |

儀式準備
先淨化空間，讓環境的能量變得純淨。在安靜的環境中躺下。

步驟
1. 將透石膏放在頭頂 2～3 公分的地方，閉上眼睛，深呼吸 3～5 次，讓透石膏的能量幫助你清理雜念，放下不必要的焦慮。並且活化頂輪的能量。
2. 接著，將青金岩輕輕放在眉心（第三眼位置），感受這股能量開啟你的直覺，讓內在視野變得更加清晰。
3. 將礦石能量放大，並默念：「我願意敞開心靈，接受宇宙的指引。」
4. 此療癒需要進行 10～15 分鐘，如果有畫面、字詞或感受浮現，不需要刻意分析，記錄下來即可。

這個過程不是要「刻意去找答案」，而是讓你的心與宇宙的頻率對齊，讓訊息自然浮現。這樣的過程可以多進行幾次，有時宇宙給予的指示需要多一些嘗試才會比較清晰，因此先別著急，慢慢地練習。當我們停止過度執著於眼前的難題，願意相信宇宙的安排時，答案往往會比預期的更快出現。

青金岩與透石膏的組合，能夠清理混亂的能量場，讓我們不再盲目追逐錯誤的方向，而是真正看見宇宙安排的道路。當你迷失時，不是因為沒有路，而是因為還沒靜下心來，聆聽宇宙的聲音。

後記

我在撰寫這本書的過程中,經歷了許多波折,也成功挑戰了公認難度極高的 FGA 考試。一路走來,我深信水晶與礦石所蘊含的能量,同時也相信,唯有扎實的基礎才能成為邁出每一步的重要基石。很開心能獲得出版社的邀請,也由衷感謝一路以來支持我的粉絲們,願意透過水晶與礦石,更深入地認識自己,也認識大氣層水晶。當你真正從內心走出屬於自己的自由時,會發現這個世界,其實比想像中更加寬廣。

希望一切安好,真心的。

日常水晶療癒

32 款平衡處方 × 守護魔法陣，帶你安定身心，與自我共處

作　　者｜大氣層水晶 馮澤軒（闍班）

責任編輯｜楊玲宜 ErinYang
責任行銷｜朱韻淑 Vina Ju
封面裝幀｜李涵硯 Han Yen Li
內頁設計｜李涵硯 Han Yen Li
版面構成｜黃靖芳 Jing Huang
校　　對｜李雅蓁 Maki Lee

發 行 人｜林隆奮 Frank Lin
社　　長｜蘇國林 Green Su

總 編 輯｜葉怡慧 Carol Yeh
主　　編｜鄭世佳 Josephine Cheng
行銷經理｜朱韻淑 Vina Ju
業務處長｜吳宗庭 Tim Wu
業務主任｜鍾依娟 Irina Chung
　　　　　林裴瑤 Sandy Lin
業務秘書｜陳曉琪 Angel Chen
　　　　　莊皓雯 Gia Chuang

發行公司｜悅知文化　精誠資訊股份有限公司
地　　址｜105台北市松山區復興北路99號12樓
專　　線｜(02) 2719-8811
傳　　真｜(02) 2719-7980
網　　址｜http://www.delightpress.com.tw
客服信箱｜cs@delightpress.com.tw
ISBN：978-626-7721-00-1
初版一刷｜2025年06月
建議售價｜新台幣499元

本書若有缺頁、破損或裝訂錯誤，請寄回更換
Printed in Taiwan

國家圖書館出版品預行編目資料

日常水晶療癒：32款水晶礦石平衡處方×守護魔法陣，帶你安定身心，與自我共處／馮澤軒(闍班)著. -- 初版. -- 臺北市：悅知文化精誠資訊股份有限公司, 2025.06
192面；17×23公分
ISBN 978-626-7721-00-1(平裝)
1.CST：另類療法　2.CST：水晶　3.CST：能量

418.99　　　　　　　　　　　　114005049

建議分類｜生活風格

著作權聲明

本書之封面、內文、編排等著作權或其他智慧財產權均歸精誠資訊股份有限公司所有或授權精誠資訊股份有限公司為合法之權利使用人，未經書面授權同意，不得以任何形式轉載、複製、引用於任何平面或電子網路。

商標聲明

書中所引用之商標及產品名稱分屬於其原合法註冊公司所有，使用者未取得書面許可，不得以任何形式予以變更、重製、出版、轉載、散佈或傳播，違者依法追究責任。

版權所有　翻印必究

悦知文化
Delight Press

線上讀者問卷 Take Our Online Reader Survey

讓水晶的引導，
帶你找回
愛與內在的力量。

——《日常水晶療癒》

請拿出手機掃描以下QRcode或輸入以下網址，即可連結讀者問卷。
關於這本書的任何閱讀心得或建議，歡迎與我們分享 :)

https://bit.ly/3ioQ55B

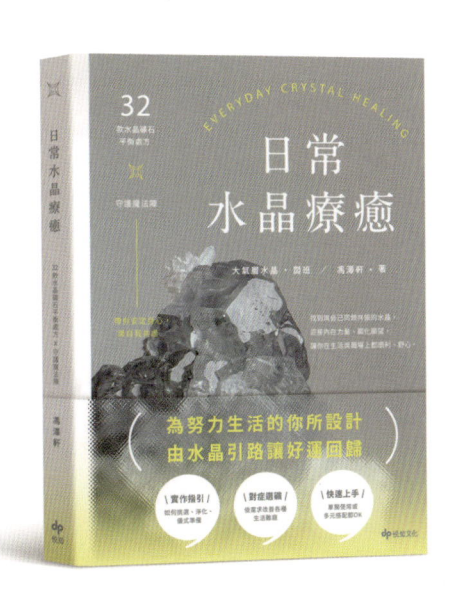